認知症が気になるあなたへ

診察室から見たその備え

今田隆一
阿部育実
吉田真理

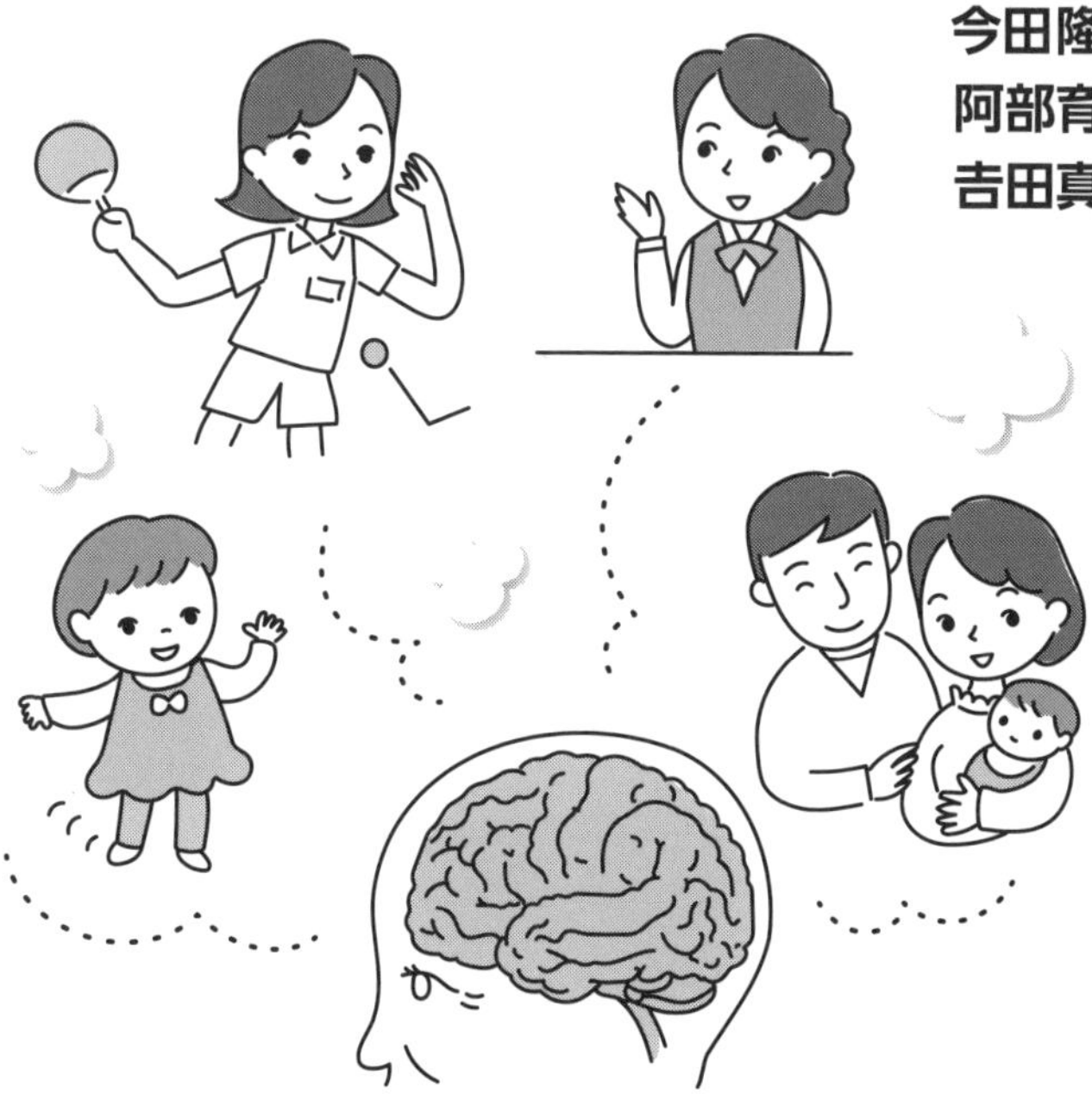

新日本出版社

目　次

本書は、しんぶん赤旗日曜版二〇二三年九月一〇日号から同年一一月五日号まで連載された「認知症の備えと治療・ケア」をもとに加筆したものです。

はじめに

坂総合クリニックは宮城県から認知症疾患医療センターを受任した二〇一五年九月以来、九年間にわたり日常の診療の他にも、地域連携協議会や研究会、各種セミナー活動などセンター機能を果たしてきました。その過程で認知症を持っている多くの患者さんたち、家族、支援者の人たちに会ってきました。その中で見えてきたもの、考えてきたことをお伝えして皆様と議論してゆきたいとの思いで二〇二三年秋、しんぶん赤旗日曜版に八回連載させていただきました。連載は思いのほか好評だったようで、読者のみなさんから「ぜひ本に」という言葉をかけていただき、今回、新日本出版社からこの本を上梓《じょうし》させていただくこととなりました。

認知症を持っている人たちへの支援は、「診察室」「ケアの現場」「地域」「社会」と、規模や果たすべき役割が異なる、階層的な構造の中で相互に連携を取りながら行われなければなりません。ここでは主として「診察室」からの視点で、認知症とはどういう病気なのか、その診断と治療、ケアのあり方、予防と備えについて解説し、個人の生活習慣のみならず、ジェンダーの問題や共生社会づくりなど、共同的・社会的な取り組みの重要性について、医療・介護・公衆衛生・保健・福祉の現場で働いている方々を念頭に置いて分かりやすく書いたつもりです。もちろんそういった職業とは直接のご縁のない市民の方々にも読んでいただけるものと思います。

今回は、私のみならず、日ごろ一緒に働いている認知症認定看護師の阿部育実さんに「認知症へのケア・本人と家族への支援」（第6章）を、また同じく社会福祉士の吉田真理さんに「認知症を持っている人・家族が利用できる社会制度」（第11章）を書いてもらいました。いずれも連載時に好評を博した内容にさらに加筆してもらったものです。

文中に「シナプス」「神経細胞ネットワーク」「軸索」などの医学専門用語、「リカバリー」「合理的配慮」や「権利に基づいたアプローチ」「必要充足・応能負担」などの医学・医療、介護や福祉、社会制度上の用語などが出てきますが、できるだけわかりやすくするために解説的文章や図を入れました。また「認知症患者」や「認知症の人」という言い方をせず、「認知症を持っている人（患者）」という言い方にしました。ジェンダーの問題に関わって夫婦のそれぞれをどのように呼ぶのか、悩ましい問題です。お互いを「パートナー」と呼ぶのがよいのかとも思うのですが、同居家族内の従来からの言い方に沿って「夫」、「妻」、「嫁」などの呼称とさせていただきました。

本文中に様々な事例を紹介しています。それぞれ外来で経験した事例ではありますが、プライバシー保護のため、個人が特定されないように複数の事例をまとめ、またさらに脚色も加えてあります。

認知症をめぐる問題はまだまだ未解決の問題も多く、個人の独断に走りすぎたきらいがあるかもしれません。率直で厳しいご批判を賜れば幸いです。
本の上梓を機会に、皆さま方との新しいつながりが出来ますことを切に願っております。

二〇二四年七月

今田　隆一

第1章　認知症を理解する

認知症とはどんな病気でしょうか。

日本語で認知の「認」とは「認める」ことを意味し、自分自身と取り巻く環境について見る・聞く・感じることを指します。「知」は「知る」ことで、見た、聞いた、感じた情報を自分の記憶に照らして検証することを意味します。

「記憶」とは、脳の神経細胞ネットワークに刻まれた、生まれてから現在までの人生の痕跡を意味します。そして認知機能とは新しく入ってきた情報が過去の記憶に照らして「どんな種類の情報なのか」「それは自分自身にとってどんな意味があるのか」「どのように反応・行動したらよいのか」について判断する機能＝能力のことです。

具体的には「学習・記憶する」「必要なものに注意を向ける」「決めたことを最後まで実行する」「人の言葉を理解し、自分の気持ちや考えを伝えられる」「適切に知覚し、適切に運動する」「社会の中の自分・他人の存在を理解する」など、大きく六つをいいます。認知症はこうした事柄に関して一つ以上の障害が

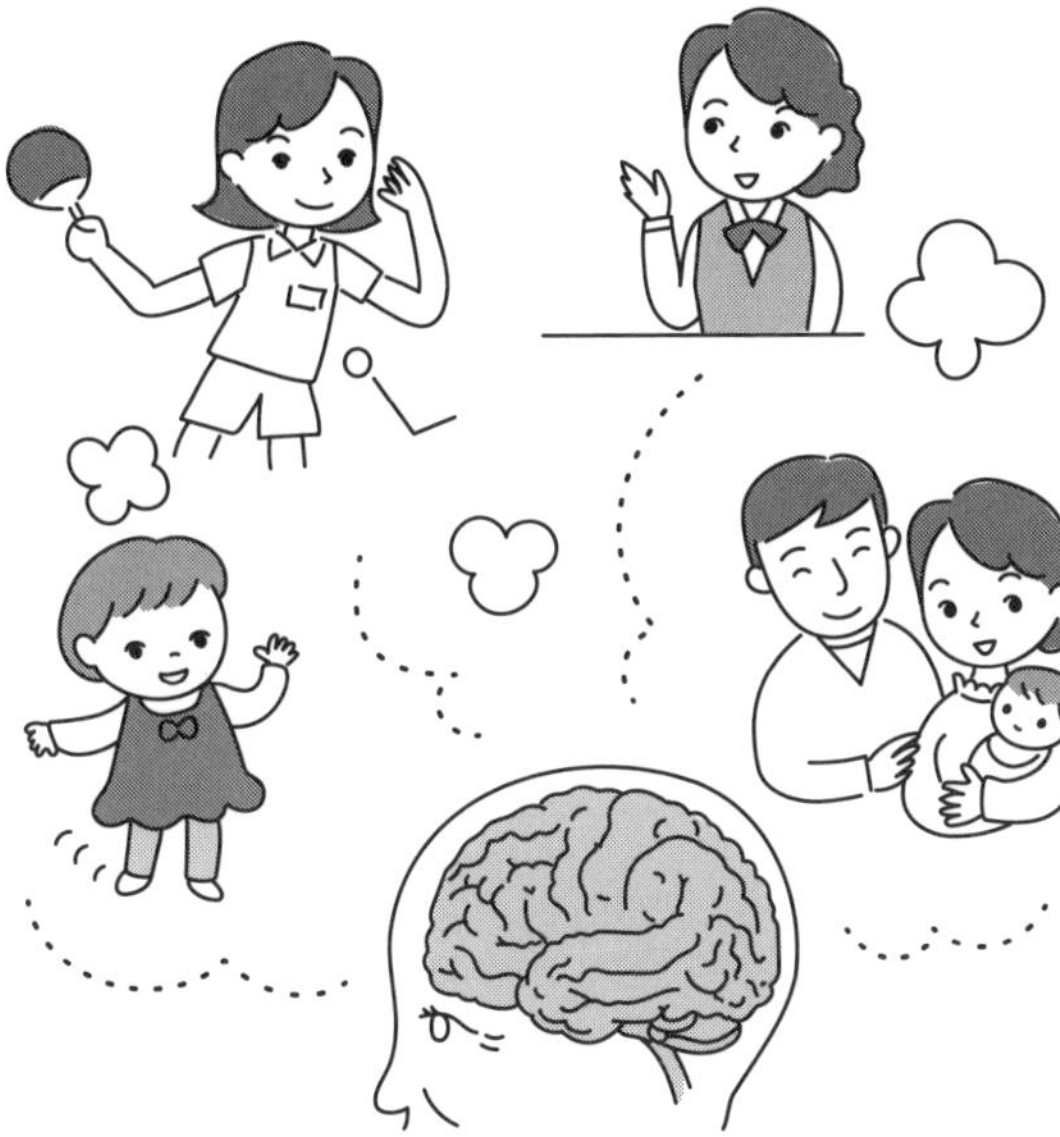

あり、そのためにある領域や局面で適切な行為ができなくなる状態のことです。なお認知症で六つの領域が同時に全て障害されることはなく、「何もかもわからなくなる」わけではありません。

知の障害には一人一人の歩んできた人生＝個人史が色濃く反映します。認知症を持っている方にはその人それぞれの個性がある所以《ゆえん》です。また個人史には、住んでいる地域コミュニティーの文化が反映します。都市と農村、過密と過疎、医療・介護事情などさまざまな違いが影響します。

認知症は「病気としての共通性」と「その人らしい個別性」の両者を通して初めて理解することができます。

さて、認知機能を担っているのは、脳の中の神経細胞とそのネットワークです。認知症とは、脳の中にさまざまな変化が起こって神経細胞が脱落し、その神経細胞が担っていたネットワーク機能が失われることによって発症する病気です。認知機能と認知症のことを知るため、最初に私たちの脳とその中心的な存在である神経細胞の説明から始めたいと思います。

認知症と神経細胞ネットワーク

一つの神経細胞は、受け取った信号を電気信号に変換して、次の神経細胞や筋肉細胞などに信号を伝える役割をしています。

神経細胞が集まって束や塊《かたまり》になったものを神経といいます。神経は中枢神経と末梢神経の二つに分けられています。

末梢神経は身体中に存在します。主として中枢神経と筋肉や手足、内臓の間をつなぎ、中枢神経からの信号を送る役割と、逆に筋肉や手や足の皮膚、内臓などからの感覚信号を送り返す役割をしています。

一方、中枢神経は脳や脊髄の中にあって、今話題の生成ＡＩ（人工知能）のような知覚・知性（認知機能）をつくりだす働きをしています。そのために多数の神経細胞が複雑なネットワークをつくり、休むことなく信号を伝え合っています。認知症は主として、この中枢神経内の神経細胞とそれがつくりだすネットワーク（神経細胞ネットワーク）の病気であると思っていただければいいと思います。以下、あまりなじみがないかもしれませんが、もう少し神経細胞とそのネットワークの話におつきあいください。

神経細胞同士を結び付けているものをシナプスといいます。電子顕微鏡でみたシナプスは神経細胞同士の間のわずかな隙間として観察されます。この小さな隙間を挟んで信号を送る側をシナプス前細胞といい、受け取る側をシナプス後細胞といいます。シナプス前細胞は軸索《じくさく》（神経細胞の構造の中で最も長い足を軸索

図１：神経細胞の概念図

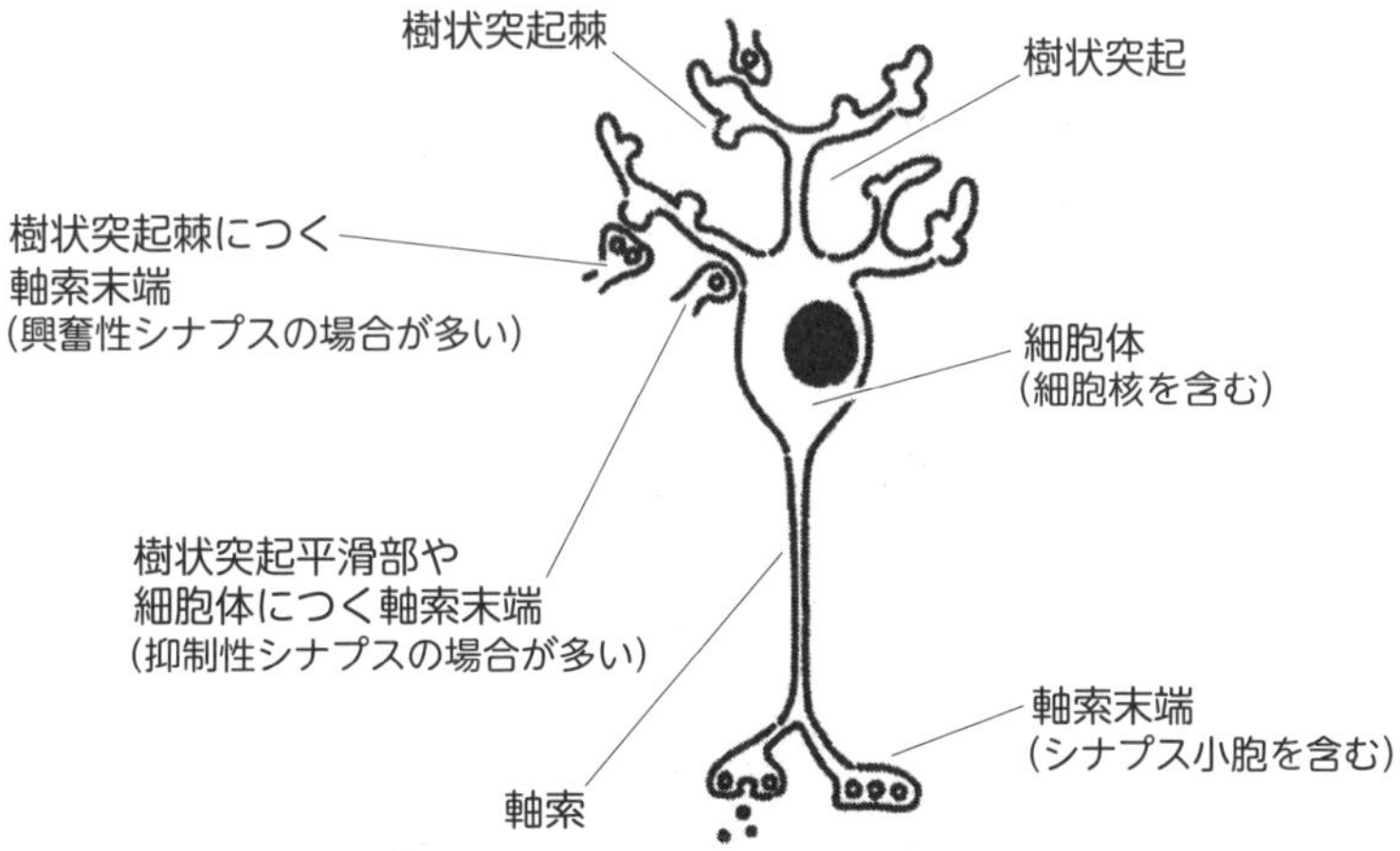

出典：小倉明彦『つむじまがりの神経科学講義』晶文社による

図２：神経細胞による情報伝達

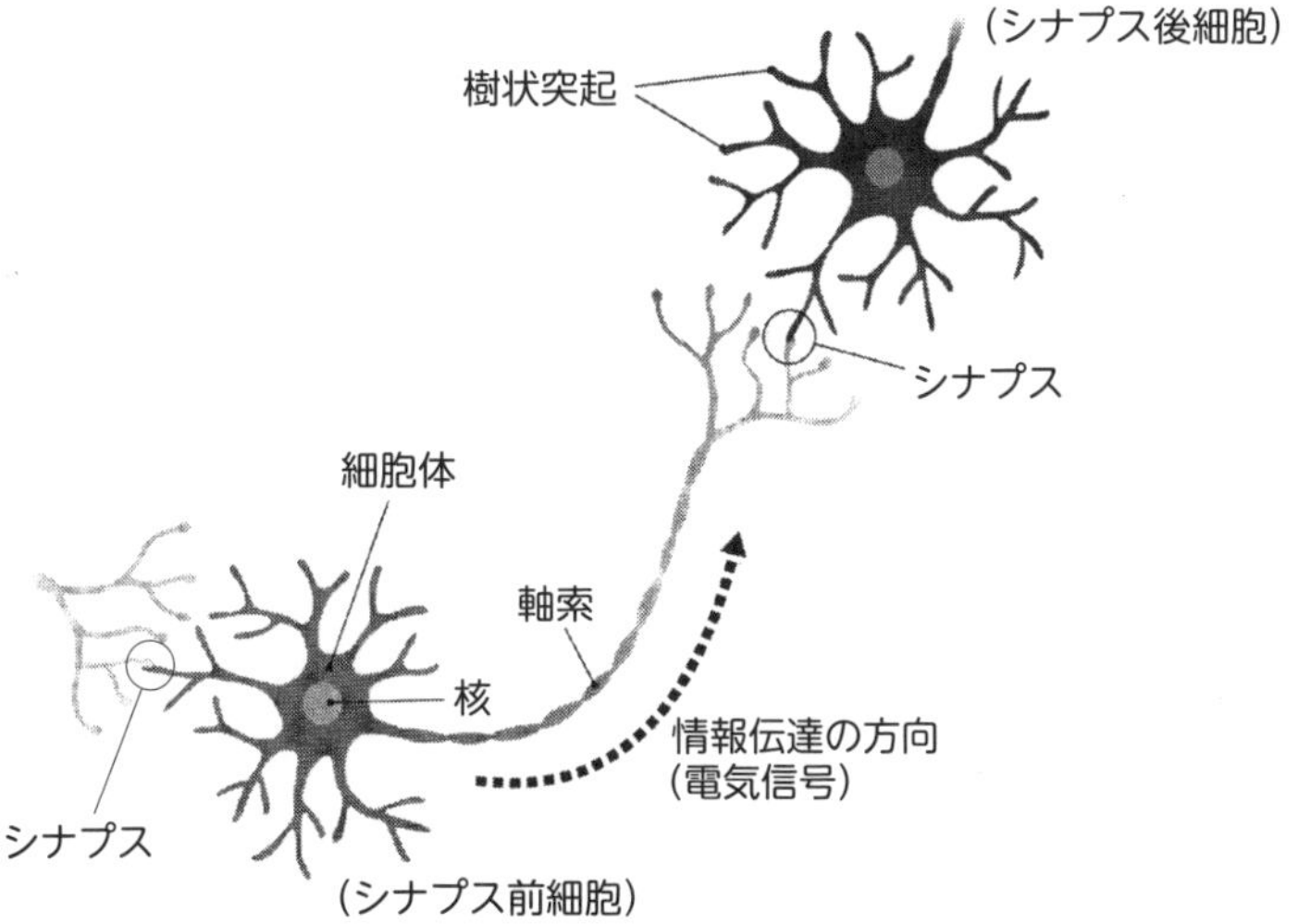

出典：明和政子『ヒトの発達の謎を解く』筑摩書房より改変による

といいます）の末端が、シナプス後細胞は樹状突起（神経細胞から出ている鹿の角のように分枝した突起のことを樹状突起といいます。いわばアンテナの役割です）が関わっています（図1）。なおシナプスを挟んで神経細胞同士が一対一の関係になっているのはごくわずかで、ほとんどが多対多となっています。

この小さな隙間を挟んでシナプス前細胞の軸索末端は、神経伝達物質を樹状突起に向かって放出します。放出された神経伝達物質が樹状突起の表面にあるセンサーに作用すると神経細胞の細胞膜の電位に変化が起こり、ある程度以上になると電気信号に切り替わります。電気信号はシナプス後細胞の軸索を伝わって次のシナプスに伝わっていきます。そこでまた神経伝達物質を放出し……と次々に信号が伝わっていきます（図2）。

二種類の神経伝達物質、長期強化、超・長期強化

この神経伝達物質には大きく分けると二つの種類があります。シナプス後細胞の樹状突起のセンサーに作用すると、細胞内部（もともと電気的にはマイナスの状態になっています）を電気的にプラス方向へ変える種類のものと逆にマイナス方向へ強めるものの二つです。あるレベルまでプラス方向へ変わるとシナプス後細胞に電気信号が起こりますので、こうした神経伝達物質を「興奮性の伝達物質」といいます。マイナス方向に強めると電気信号が起こりにくくなりますので、こうした神経伝達物質を「抑制性の伝達物質」といいます。前者の代表はグルタミン酸であり、後者の代表はガンマアミノ酪酸（ＧＡＢＡ）ですが、こ

うした伝達物質はその他にも数多くあることがわかっています。

興奮性の伝達物質の放出が短時間に頻回に起こって、細胞内がプラスの方向に動いていくと、シナプス後細胞の樹状突起の感受性が変化し、しばらくの間、電気信号が出やすくなります。これを「長期強化が起こる」といいます。また長期強化を起こすような頻回の刺激がさらに時間をおいて積み重なると信号伝達の強化はより一層、長期間持続します（いわば「超・長期強化」）。

調節系神経伝達物質とは

一方、こうしたシナプス前細胞と後細胞の直接のやりとりのほか、脳の中には広い範囲にわたってシナプス後細胞の刺激への感受性を調節する「調節系神経伝達物質」を放出する神経細胞があることが知られており、ネットワークの選別と強化に役立っています。アセチルコリン、ノルアドレナリン、セロトニン、ドーパミンなどが知られています。これらの調節系神経伝達物質を放出する神経細胞は、その根源を、情動や意欲、感情、そして自律神経に関連の深い大脳の深いところや脳幹（大脳・小脳・脊髄を繋ぐ交差点であり、かつ意識の大元にあたる場所のこと）に置いています。このことは情動、意欲、感情、覚醒状態に関連した情報を神経細胞ネットワークに伝える役割をしていることを示しています。

アセチルコリンは記憶や学習、覚醒レベルの引き上げに関係しているといわれており、その減少はアルツハイマー型認知症と関係があると考えられています。

ノルアドレナリンは身体内では血圧を上げるホルモンとして知られています。脳内ではさまざまな機能と関連していますが、とくに新奇な予期しない刺激に対する警戒警報と準備信号を出す神経系と考えられています。

セロトニンは本能的な行動を制御・調節しています。血圧調節や体温調節、摂食行動や性行動、睡眠と覚醒のサイクル、攻撃性や不安などの情動の調節を含め、多くの生存に必要な機能を制御しています。

やる気や感情を左右しているドーパミンは大きく分けて運動機能と情動機能の二つを司《つかさど》っている調節系伝達物質です。とくに後者においては快・不快、嫌悪や恐怖、喜怒哀楽など、私たちの気分や感情のもとになる情動をコントロールしています。

＊神経細胞以外の脳内の細胞……神経細胞の機能を助ける大切な役割をしている一群の細胞があり、グリア細胞と呼ばれています。アストロサイト、オリゴデンドロサイト、ミクログリア、上衣細胞の四種類が知られています。脳には神経細胞の数倍から何十倍の数のグリア細胞が存在しているのです。

アストロサイトは神経細胞と血管を繋ぐ役割をする細胞です。それによって脳は血管・血液の中にある成分が勝手に中に入らないように守られています。また、エネルギーの素である血糖やそれを燃やす役割をする酸素は優先的に入るようになっています。血管・血液と脳の間にあってそうしたことの調整をしているのがアストロサイトです。

オリゴデンドロサイトは、神経細胞の軸索に巻きついて被覆《ひふく》（表面を覆《おお》って包むこと）する役割をします。被覆はところどころで途切れており、その途切れた部分を利用して軸索を通る電気信号は跳び跳びに進みます（「跳躍電動」と呼びます）。そのおかげで電気信号は素早く軸索の末端に届きます。

ミクログリアは脳の免疫機能を担っており、神経細胞の修復や不要物の処理を行っています。上衣細胞は脳の中の脳室という脳脊髄液が溜まっている場所の壁にある細胞です。その詳細な役割はまだ不明なところの多い細胞です。

認知機能とは

脳には手や足、体中の筋肉、内臓から、感覚情報が時々刻々、多数集まってきます。また目や耳から視覚・聴覚情報が直接、脳に入力されます。こうした感覚情報は、脳の中の特定の場所に脳内の神経細胞ネットワークを通じて集められます。次いで、集められた情報は、それが、①どんな種類のものなのか、また、②自分自身にとってどんな意味があるのか、③どう反応・行動すべきなのかということが脳内の神経細胞ネットワークを通じて明らかにされていきます。

①感覚情報が「どんな種類のものなのか」ということを明らかにするためには過去の経験・記憶に照らして解釈する作業が必要です。

②「どんな意味があるのか」ということを明らかにするためには、自分の快・不快や怒り・悲哀など喜怒哀楽に通じる情動、励みになる・やる気が出る・嫌になる・うれしくなるなどの感情の記憶に関連した価値付けが必要になります。

③「どう対処すべきなのか」を決めるためには、価値付けに基づいて優先順位を決め、意思決定するた

めの必要な情報（例えばエネルギーのもとの血糖情報や心臓の拍動などの内臓情報）を収集し、頑張れる範囲の決定や行為・行動の段取りなどを判断することになります。

認知機能とは、こうした①「情報の質や量に関する判断と解釈」、②「情報の自分自身にとっての価値判断や重みづけ」、③「適切で妥当な行動・行為のプログラム作成」を目標にした神経細胞ネットワークの機能である、とまとめることができます。

具体的に言えば前述したように「学習・記憶する」「必要なものに注意を向ける」「決めたことを最後まで実行する」「人の言葉を理解し、自分の気持ちや考えを伝えられる」「適切に知覚し、適切に運動する」「社会の中の自分・他人の存在を理解する」の六つの領域に集約されると考えられています。

こうした機能を正しく、また効率的に行うためには、情報の経路となる特定のネットワークの選別と強化が必要です。選別と強化は主としてシナプス後細胞の感受性の長期強化と超・長期強化によって行われます。

神経ネットワークの発達

認知機能は神経細胞ネットワークの働きであることを説明しました。とくにネットワークの中における神経細胞どうしの信号伝達の様子、長期強化と超・長期強化、それによる効率的な信号伝達の確立と特定の神経細胞ネットワークの選別・強化などが認知機能をつくっていく上では重要であることを示しました。

図3：シナプス刈り込み

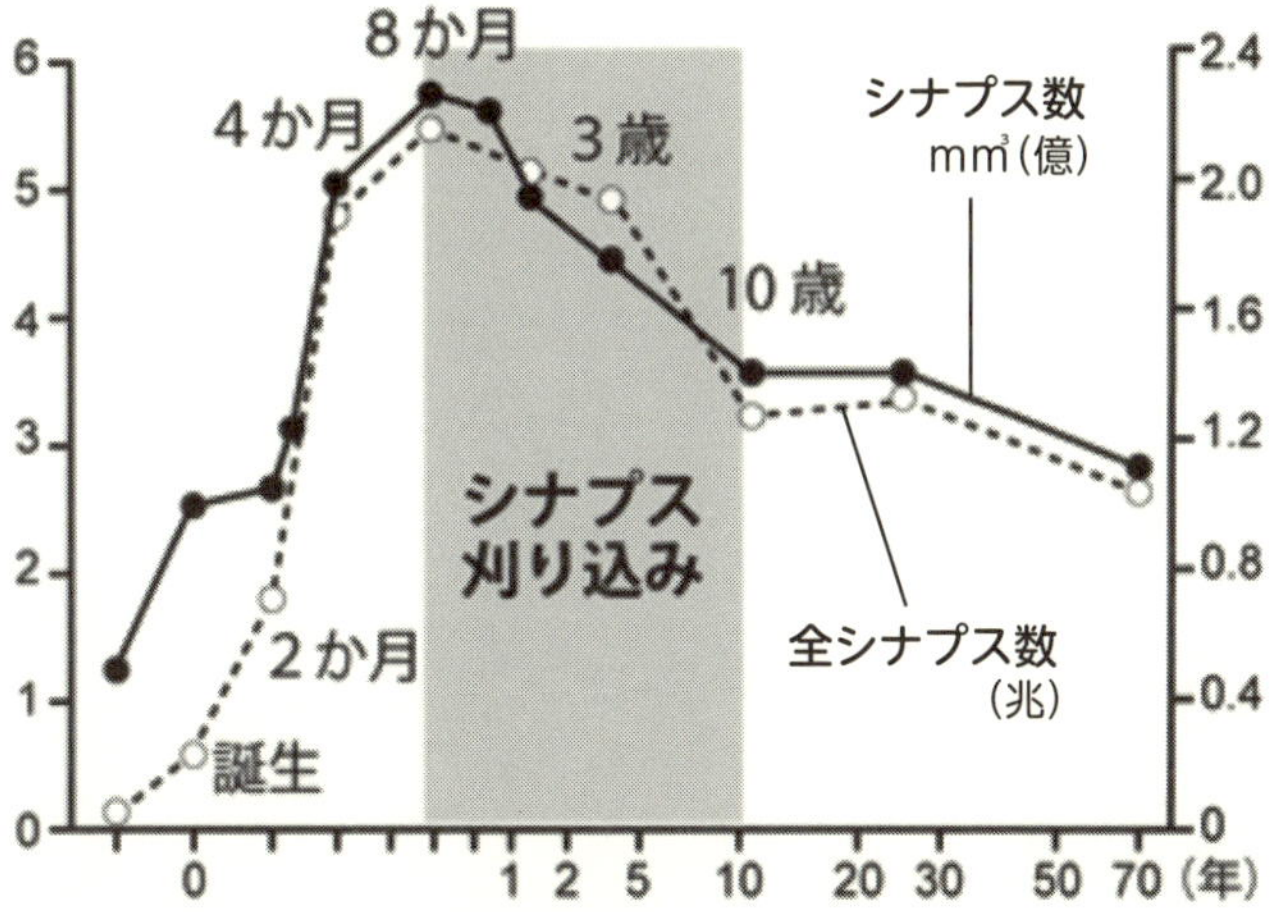

出典：渡邊貴樹ら「生後発達期の小脳におけるシナプス刈り込みのメカニズム」による

このことを脳の発達と成熟、そして老化という側面から見てみましょう。

出生間もない新生児の脳の重さは三七〇～四〇〇グラムですが、その後、急速に大きく、重くなっていきます。六か月で倍に、七～八歳で一二〇〇グラム前後（大人の九〇パーセントに相当）に達するといわれています。しかし、脳の中の神経細胞の数は出生時にはほぼ出揃っており、大脳皮質（大脳の中の神経細胞が存在する主な場所）に約一四〇億あり、その数は病気で減ることはあっても増えることはないとされています。

シナプスは生後八か月まで爆発的に増えます。しかしその後、増えたシナプスはむしろ減っていきます。これを「シナプス刈り込み」といいますが、これは長期強化、超・長期強化されたシナプスが残り、そうでないシナプスが消失していくことを意味しています（図3）。その結果、神経細胞ネットワークの選別と強化が行われ、効率的なネットワークの確立が進むことになります。それは、たくさんの小道が縦横無尽にできたその後、人の往来が多い道が残って次第に太くなり、より多くの人が通れるようになる一方、その他の道は次第に消えていく、と考えるとイメージできるのではないでしょうか。

多様で多彩な神経細胞ネットワークの形成と成熟

とはいえ人生は長く、必要になる認知機能もまた多彩で多様なものでなければなりません。「人が通る道」の例えでシナプスの刈り込みを説明しましたが、そこでは二つの重要なポイントがあります。

そのうちの一つは脳に入力される情報・感覚刺激の多様性です。道に例えれば道を歩く人の「数」であり、「多様性」です。趣味・嗜好が異なる、様々な人が多数集まることで、多様な道の選択が可能となります。

もう一つは情報・感覚刺激の種類による集中的な入力のタイミングの問題です。良質で効率的な神経細胞ネットワークをつくるためには、情報・感覚刺激の種類によって集中的な入力のタイミングが変わる必要があるのです。

例えば一歳前後の子どもが発する意味のある言葉は一語程度ですが、母親や周囲の大人たちの話し掛けや会話を聞く中で、一歳半から二歳ごろにかけて急速にたくさんの言葉を覚え、使えるようになります。これを「語彙《ごい》爆発」と呼びます。言葉に関する集中的な入力（聞くこと）のタイミングがあることを示しています。

また、シナプスの増加と刈り込みは脳の場所によって始まる時期や刈り込みのスピードが異なっています。一般的には関わる認知機能が複雑であればあるほど遅くなる傾向があります。最も遅い前頭前野ではシナプス密度がピークに達するのは四歳前後とされています。その後一〇年ほどかけてゆっくり刈り込みが行われ、一四～一六歳頃になると急激に進みます。刈り込みが終了するのは二五歳前後といわれています。

前頭前野とは脳全体の統合機能を担う場所です。情動をコントロールし、感情を調整し、言語や思考・行動を統合するといった認知機能に関わる複雑で重要な働きをしています。また立てた計画を変更・中断するなどの機能もこの場所が行っています。後述する認知症発症の関連因子の一つである「若年期の教育年数の多寡」がちょうど、この時期に当たるのも興味深いところです。

神経細胞はシナプスの刈り込みを通じて、発育や教育の過程で脳に入力される情報（視覚や聴覚、皮膚・筋肉・関節の感覚、血糖や心拍など内臓の感覚）に対応した効率的なネットワークをつくり上げていきます。刈り込みが終了した後も神経細胞とシナプスは、周囲の人たちとの間のつながり具合や社会的環境に接することを契機に、より一層適応したネットワークに変わっていきます。神経細胞ネットワークの発達と成熟に個人史が反映する所以《ゆえん》です。

こうした神経細胞ネットワークの成熟は、他方で脳に対しては脳内各所（特に大脳）の分業体制を進ませます。例えば大脳の左半球は言語機能に関しては優位となり、音楽やイメージ記憶・構成能力については右の大脳半球が優位となります。海馬《かいば》は記憶情報に関する中心的な役割を果たすと同時に情報を時系列に整理しています。海馬はこうして出来事記憶の形成について重要な役割を果たしているのです。

神経細胞ネットワークの可塑性と老化

加齢が進むと神経細胞にも老化現象が見られ、一部の神経細胞の脱落とネットワークの崩壊が見られるようになります。他方、脱落した神経細胞ネットワークがもともと行っていた働きを、残ったネットワークが補ったり、シナプスが変化して別なネットワークが働きだしたり（こうしたことを「脳の可塑性《かそせい》」といいます）する現象も認められます。こうした「脳の可塑性」は、加齢が進んだ後であらためて残った神経細胞ネットワークに新しい「長期強化」「超・長期強化」が起こることを示しています。老化とは「神経細胞脱落・ネットワークの崩壊」と「脳の可塑性」のせめぎ合いの中で次第に前者が優勢になっていくことといえます。

認知症を持っている人（特にその程度の軽度な人）や高齢期にある人のもの忘れや、普段できていたことができなくなってきたことに対処するには、「脳の可塑性」を活用していくことが重要です。一方、神経細胞ネットワークの成熟と老化にはその人の個人史が関係しますので「脳の可塑性」の具体的な活用法も一人一人、違っています。いろいろと工夫をしてみたいものです。

コラム@診察室

受診することの葛藤

認知症への対応は病院やクリニックを受診する前から始まります。

「同じことを何回も聞かれる」あるいは「財布が見つからない」など、本人の変化に家族が気付くのは、本人がもの忘れをはっきりと自覚するより半年早い、というデータがあります。つまり本人より先に家族が認知症を疑い、本人を説得して受診に至るという経過がよくみられる所以です。本人に自覚が薄いわけですから「なぜ、病院（クリニック）に行かなければならないのか」と気色《けしき》ばむことになります。

そうした葛藤の結果からか、診察室では本人の診察の前にこっそりと家族からのメモが回されることがあります。そこには「今日、本人には時々ある頭痛（その他、さまざま身体の症状が書かれています）のことを調べてもらいましょう、としか話をしていません」とあります。

これは診察する立場からはとても困ることです。私は、本人が認知症かどうかの診断について受容していない場合はこう説明しています。「今のご様子もさることながら、今後も引き続き、お元気で暮らせるか、またそのために必要な備えについて一緒に考えたいのですが、いかがですか」と。

独居や夫婦二人暮らし高齢者が増えています。その方々にとっては、もの忘れなどの認知障害を気軽に相談できる人が周囲にいない現実が進んでいます。病院やクリニックを受診する前に相談、話し合える場がもっとあると良いでしょう。幸い、認知症カフェ*という集える場所が各地に作られています。本人はもちろん、家族、友人などが気軽に相談でき、情報交換できる場所として有効に使われることを期待しています。

*認知症カフェとは？……認知症を持っている人とその家族が、地域の人や専門家と相互に情報を共有し、お互いを理解し合う場として運営されている集まりのことです。厚生労働省によれば二〇二一年度には全国四七都道府県一五四三市町村に七九〇四か所あるとされています。

第2章　認知症と記憶

記憶の生理と種類

認知機能には六つの領域があると書きました。しかしその中でも「学習・記憶する」ことが最も重要で、この領域が機能しなくなることが認知障害の基本を成しています。そこで、「学習・記憶する」ことがどのように行われているか、少し詳しく見ていきます。

記憶が形成される過程には四つの段階があります。

一つ目が「記銘」といわれる段階です。

目や耳から入った視覚・聴覚情報、体内から湧き上がる感覚情報、前頭前野から起こる行為目標（例えば「隣の部屋に行ってあれを取ってこなくては」と思うこと）などは共通の脳内の部分（前頭葉が想定されています）に一旦、蓄えられます。こうした情報は「即時記憶」（「作業記憶＝ワーキング・メモリー」ともいいます）といいます。即時記憶はその後の作業を行うために一時的に蓄えられる情報です。数十秒経過すると新しい情報に置き換わってしまいます。また大きさに制限があること（数字列で言えば七桁程度が標準的です）、目からの情報・耳からの情報・脳内からの情報がお互いに干渉しあうことも特徴です。隣の部屋にものを取りにいく途中、別なものに気を取られてつい、それを見てしまうと肝心な取りにきたものを忘れる、ということは日頃、私たちもよく経験することです。

即時記憶の中で「重要だ」と感じた情報には「注意」を向けて、忘れないように「集中」して繰り返さなければなりません。符号化して脳内に保存される記憶情報（「近時記憶」といいます）へ変換する必要があります。こうした符号化は海馬《かいば》（側頭葉の内側にあって「タツノオトシゴ」の形をしています）という場所で行われます。何かに囚《とら》われて、あるいはパニックを起こして、「注意」と「集中」がうまくできない時には、即時記憶を近時記憶に変換する符号化が困難になり、「覚えられない」状態になります。

二つ目が「固定化」です。近時記憶として変換された情報はまだバラバラです。これらの近時記憶情報を「いつ、どこで何があった？　その意味は？　その時の気持ち・感情は？」という問いに基づいてつなぎ合わせることが必要です。これを「固定化」といいます。これも海馬で行われると推定されています。また主として睡眠中に行われているとされています。

三つ目が「保持」です。固定化された長期記憶は、特定の神経細胞ネットワークの長期強化、超・長期強化などによって長期間、保存されます。

四つ目が「想起」です。長期間、神経細胞ネットワークとして保存された記憶情報から、必要なものを検索し、活性化させて再生し、あるいは検証した結果、再認したりすることです。「学習する」とは、特定の記憶情報に関する神経細胞ネットワークの長期強化、超・長期強化を意識的に行うことと言い換えることができます。具体的には、繰り返し覚え込む、しばらく時間を置いて復習する、適正な睡眠を摂る、ということが勧められています。

記憶の種類

記憶は陳述記憶（言語的記憶）と非陳述記憶（非言語的記憶）とに分かれます。さらに陳述的記憶は「出来事記憶」と「意味記憶」に、後者は「手続き記憶（いわゆる運動神経あるいはマッスルメモリー）」と「プライミング」（先に取り入れた記憶情報が後に入力された情報に対して影響を与える：文字・映像・音楽など多岐にわたる）に分けられています。プライミングを除き、上記三つは認知症の種類によってどれが主として障害されるかが異なっています。

記憶は脳内に保持される時間によって三つに分けられています。

即時記憶（入力後、数十秒間保持）、近時記憶（数十秒以上、数日・数週間から数年間）、長期記憶（数年間以上）がそれですが、アルツハイマー型認知症で最も強く障害されるのが近時記憶、ついで長期記憶のうち、比較的新しい記憶であるとされています。即時記憶は元々、数十秒で消えてしまう記憶ですが、即時記憶を蓄える大きさ（作業記憶＝ワーキング・メモリーの「容量」）自体は認知症が進んでもあまり変わりません。

日常生活でもアルツハイマー型認知症を持っている人との会話はおおむね、問題なく進めることができます。即時記憶を蓄える大きさが十分なためです。しかし会話の中身をすぐ忘れてしまい、直後に同じことを聞き返されることが多いものです。即時記憶を近時記憶として「記銘」することが障害されているためです。

近時記憶障害は過去の記憶ですが、近未来に関する記憶を展望記憶といいます。「近未来の記憶」とは妙な言い方ですが、要は頭の中にある近未来の予定のことです。「いつごろ、なにをして、それからこうして……」と時間を追って立てた予定のことです。展望記憶も記憶の四つのプロセス（記銘・固定化・保持・想起）を辿《たど》ります。また時間軸の長さからいって近時記憶と似た性格を持っています。そのため、アルツハイマー型認知症の人は予定や段取りを考える、立てる、その通りに実践することが困難になります。

近時記憶障害に対する対応

アルツハイマー型認知症に代表される認知症による近時記憶障害は、記憶に関わる神経細胞ネットワーク、とくに海馬《かいば》が関わる記憶情報の「記銘」と「固定化」の障害によるものです。近時記憶障害に対しては、さまざまな工夫である程度、改善することは可能です。診察室でうかがった工夫のいくつかを紹介します。

まずは覚えておかなければならないことをメモのように「見える化」することです。またこれからすべきこと（文字通り、前述した「展望記憶」に相当する事柄です）を順序だてて「リスト化」することも重要です。これらは普段、私たちもしていることですが、認知症を持っている人にも有効です。

記銘から記憶情報の固定化に至る際に工夫すべきこともあります。例えば、見て、あるいは聞いて、それだけで覚えたつもりにならずにさらに、見た・聞いた情報を口頭で言葉にして言ってみることです。すると「見る」「言語化して言う」それを「聞く」という、三つの過程を同時に行うことになるのでその結果、神経細胞ネットワークの強化が行われ、記憶情報の固定化が促進されます。

また言語化された記憶よりもイメージの記憶の方が固定化しやすいようです。とくに意味づけされ、簡単なストーリーにされたイメージは忘れがたいものです。イメージに転換して覚えることもよい方法です。

しかし認知症、特にアルツハイマー型認知症を持っている人は、何気ないことでも面倒がる、意欲の障害を持っている（これを「アパシー」といっています）場合が多く、こうしたことが「頭ではわかっているができない」状態にあることがよく見られます。認知症を持っている人でも簡単に使える、スマートフォン用のソフトウェアの開発がされるとよいと思います。

海馬は感情や情動をつくる場所に近いところにあります。そのため強い感情に結び付いた記憶（「楽しかった」「うれしかった」「悲しかった」、あるいは「怒った」）は後々まで残ります。また具体的な出来事は忘れても、その時の心の動き、感情は残りやすいものです。中でも「楽しかった」「うれしかった」という経験は、良い人間関係を形づくる上でとても大切です。

プライミングを利用するのもよい方法です。覚えておきたい記憶については、なにか思い出す際のヒントと一緒に覚えるようにする工夫をしましょう。例えば自分の名前の頭文字や誕生日から連想する事柄などです。

イメージの記憶と認知症

認知症を持っている人はよく道を間違えます。こうした間違いは家の中でも起こり、トイレとお風呂場を間違ったりします。特に若年性認知症を持っている人やレビー小体型認知症を持っている人に起こりやすいように感じています。

イメージの記憶は見る機能を持っている後頭葉と解釈する機能を持っている頭頂葉（特に右半球）の間を結ぶ神経ネットワークにあると考えられます。他人の顔（時には自分の顔でも）を見て誰だかわかるのもこうしたネットワークが保たれているためです。

たとえば目的地に行くことを考えましょう。その時に最小限必要なのは、脳内にある大まかな目的地に行くための地図イメージ（こうしたものの構造を理解する能力は主として右脳の頭頂葉に局在が想定されています）と、その折々に見えるはずの風景や目標になる目印などのイメージ記憶です。そのどちらかが障害されると目的地に行きつくことはできません。こうしたことを防ぐためには、目的地までいく道順を示した地図に目印となる建物や風景の写真を貼っておき、それを確かめながら出かけるとよいといわれています。

ケース❶

視空間失認（イメージ記憶の障害）が認められた五〇代後半・若年性認知症の由紀夫さん（仮名）

五〇歳代半ばで若年性認知症のために仕事ができなくなった由紀夫さんは体が丈夫で体力もあるのに、毎日することがなくて暇を持て余していました。同居している妻は朝早くから仕事に行ってしまいます。由紀夫さんは毎日、住んでいる市が運営している図書館に好きな映画のＤＶＤを見に行こうと思い立ちました。それを日課にしたい、と考えました。

次の日、朝九時に由紀夫さんは家を出て、歩いて三〇分ほどの図書館に向かいました。ところがいくら歩いても図書館には着きません。とうとう海が見える場所まで行ってようやく、変だと気付き、通りがかりの人に聞いたところ、ずいぶんと遠くまで来てしまったことに我ながら驚き、妻に電話で連絡をとって迎えに来てもらいました。

次の日もまた、出かけていきました。しかしやはり図書館には行き着きませんでした。図書館の特徴的な建物が記憶から抜け落ちていたため、と思われました。

実施された脳血流イメージ検査では、右脳の後頭葉・頭頂葉の境目のところに血流低下（神経ネットワークが脱落している）が認められました。視空間失認という認知障害をともなう若年性認知症と診断されました。

陳述記憶と言葉

陳述記憶とは文字通り、言葉によって記憶されているものです。言葉は他の動物にはみられない、ヒト独自の認知機能です。シジュウカラなど鳥が言葉に近い鳴き声を出して他の鳥に情報を伝えていることが知られるようになってきていますが、ヒトが使う言葉とは本質的に異なっています。

私たちは言葉を思考のためにもコミュニケーションのツールとしても使っています。しかし思考の内容を記録に残すための字の発明が人類誕生のずっと後に行われたことに示されているように、私たちヒトは、言葉をまずはコミュニケーションの手段として使い始めました。コミュニケーション手段として発明され、発達した言語は相互のジェスチャー・ゲームから始まった、という考えがあり、注目されています。一方、私たちが他人とコミュニケーションをとるときには、純粋な言語そのものの使用は全体の二〇パーセントに過ぎず、残りの八〇パーセントは身振りや手振りなどのジェスチャー、表情や声の調子などの非言語的アプローチを使います。手や足を含めて、全身を使ってコミュニケーションをとっていると言ってもいいでしょう。

言葉にはその人の生まれ、育ち、暮らしてきた地域コミュニティーの文化が色濃く反映します。周囲の人たち、世代や環境や暮らしが違った人たちとの相互交流の中から生まれてくるものといえます。文法など先人たちがつくってきた言葉のルールについては、教育の過程で母語・国語として学んでいきます。長い歴史の中で育まれた言葉のルールを静的な知識とすれば、日々の言葉は状況に合わせ、また相手に合わせて動的に変化し続けているものです。この二つが合わさって日常の言語機能として私たちの言葉になっています。

言語機能が成熟すると脳内に、言語を構成する「話す」「理解する」「書く」「読む」などそれぞれの機能が脳の固有の場所に局在するようになります。局在した機能が神経ネットワークによって結ばれ、言葉としての役割を発揮するようになります。

認知症の一部にはこうした言語の機能の障害をもたらすものもあります。失語症と言いますが、円滑に発語できない発語障害型、言葉の意味がわからなくなる型（語義失語といいます）、それらの中間の語減少型などが知られています。

非陳述記憶、特に手続き記憶と認知症

非陳述記憶、特に手続き記憶（マッスル・メモリー）の障害は、ときに認知症の症状となることがあります。私たちは例えば椅子に座る、椅子から立つ、という極めて単純な行為から、走る、泳ぐ、自転車を漕ぐ、スキーを楽しむなど複雑な行為まで、小児期から無数の経験を積んでいくなかでそのやり方をいちいち自覚することなく、自然に行っています。これを手続き記憶といっています。陳述記憶が主として大脳皮質（大脳の表面にあって神経細胞が多数存在している場所）に保持されるのとは異なって、手続き記憶

は大脳の深い場所（基底核と呼ばれます）や小脳に保持されるといわれています。

診察室で認知症（特にレビー小体型認知症やパーキンソン病に合併した認知症）を持っている患者さんには、椅子から立ち上がる、そして歩く、方向転換する、椅子に座る、などの行為をしてもらいます。その際には必ず手を添えてどのくらいの介助が必要なのかを実感させてもらっています。

歩行障害については認知症のタイプ別に特徴が示されています。一方、診察室で多く見る割にあまり注目されていないのは、立つ、座るなどの単純な起居動作の障害です。ある患者さんは立つときに椅子の肘掛けに手をかけ上半身をまるで懸垂のように持ち上げようとします。また座るときには座面に向かってどんと強く腰を下ろしてしまいます。特に後者はケガの元になりかねない危険性を伴います。

元々、椅子から立つときにはまず足裏に体の重心を揃えなければなりません。そのためには足を少し引き、上半身を少し前傾させます。さらに体の前傾を強め、その力で立ち上がります。

座るときには椅子の座面に背をむけ、膝裏に座面を感じたら膝・腰をくの字に曲げて、体を下に落とすイメージで座ります。

こうした行為は手続き記憶（マッスル・メモリー）として私たちの脳にプログラムされています。ある種の認知症ではこうしたことがうまくできなくなってしまいます。診察室ではこうした障害に対して、まず一連の行為を一つ一つに分解し、その一つ一つを言葉にして伝え、実際に手で介助しながらしてもらいます。繰り返し行い、手続き記憶の再建を図るのですが、短時間では困難です。家庭や介護保険サービスの場面でも実施してもらうように、家族・職員の協力もお願いしています。

心理の変化から行動心理症状へ

記憶があいまいになったり、最近までできていたことができなくなったり、家族から注意されたり、叱られたりすれば誰でも不安になり、また気持ちが落ち込んだりするものです。しかしそれが度を超えたものとなるとき、さまざまなトラブルが起こります。そういう症状を認知症関連の「行動心理症状」といっています。以前はこうした症状は「問題行動」といわれて主として薬による治療の対象とされていましたが、現在は出現の心理過程を重視して、ケアのあり方・対応の仕方の見直しを行うことから始めます。

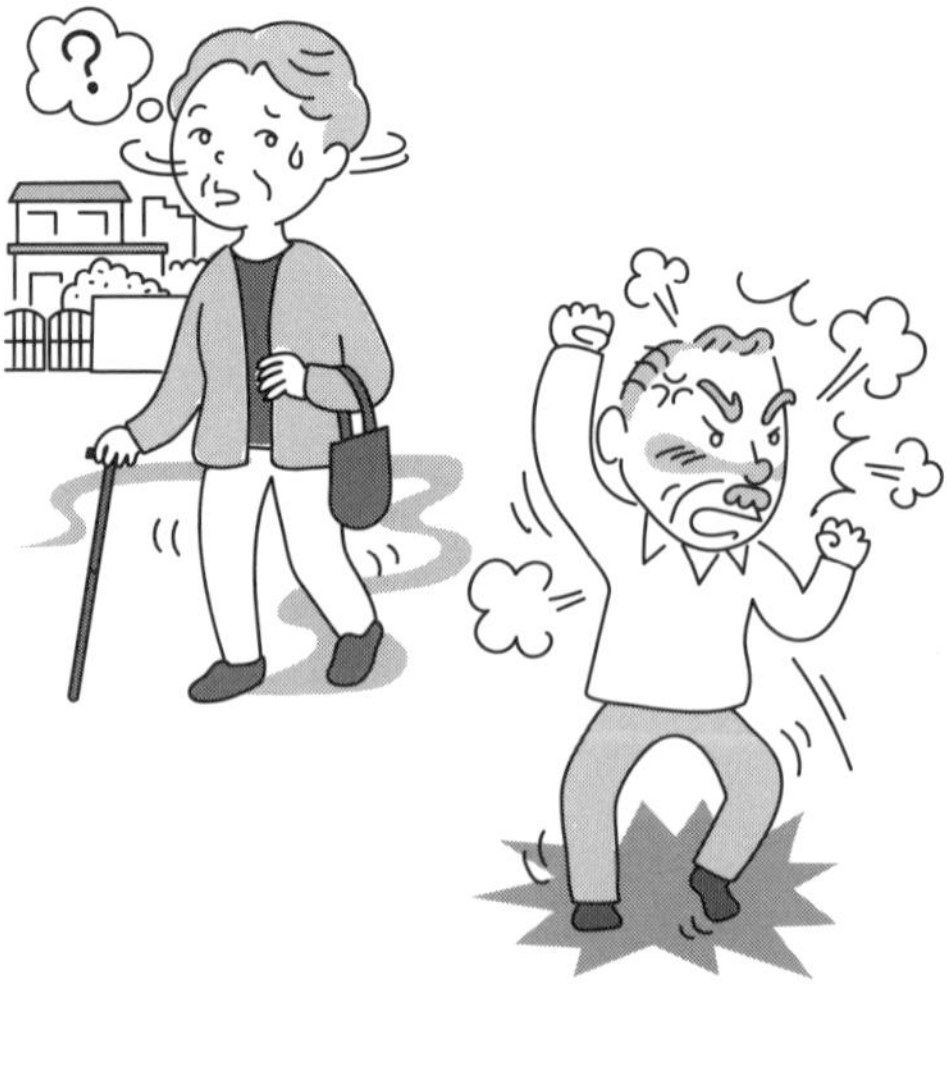

ケース❷
異食行為が認められたアルツハイマー型認知症を持っている安子さん（仮名）

対人関係の心理的ストレスの緩和が行動心理症状の改善をもたらしました。

アルツハイマー型認知症を持っている八〇歳の安子さんは介護保険施設に入所していましたが、このところトイレットペーパーを口に入れて食べてしまうという症状が出てきたため、施設職員と一緒にもの忘れ外来を受診しました。診察終了後、「なぜこんな異食行為をするようになったのだろう」という医師による問いかけがあり、それをきっかけに、施設に帰ってから職員の間で議論になりました。

担当の職員から「あの後、異食行為がいつ頃から始まったのかをみんなで話し合ったのです。すると彼女とそりの合わない利用者さんと食事のテーブルを一緒にし始めたころからであることがわかりました。そこで食事の時は別テーブルにして二人を離しましたら、たちまち異食行為がなくなりました」。施設職員の気づきと適切な対応で行動心理症状が改善した事例でした。

安子さんの例のように、行動心理症状が問題になるときは、多くの場合、何らかの原因・誘因があることが多いものです。症状が出る経過を詳しく聞くこと、その上で原因や誘因について想像を巡らして考えることが重要です。原因・誘因となる心理的要因は多くは周囲との人間関係の葛藤やあつれきにあります。些細《ささい》なことであることも多いのですが、普段からの本人の性格、思考や気持ち・感情の傾向を踏まえて想像してみることが大事です。

コラム@診察室

歩行をめぐって

認知症はタイプによってさまざまな歩行障害、移動能力障害をきたします。こうした歩行障害や移動能力障害は直接に日常生活動作（ADL）の障害につながっていきます。ADLの障害は不活発や社会的孤立を招いてさらに認知障害を悪化させることにもなります。また転倒などのケガによって一気に寝たきりや全介助状態へ進行することも稀ではありません。診察室ではこうした障害にも積極的に取り組む必要があります。

坂総合クリニック認知症疾患医療センターでは起居動作・移動に介助が必要になった場合、患者の受療権保障のために積極的に身体障害者手帳の取得を勧めてきました。二〇二〇年三月から二〇二二年二月まで当科で記載した身体障害者手帳申請用診断書は五四例でした。

その主な診断名は、レビー小体型認知症、パーキンソン病に合併した認知症、正常圧水頭症、大脳皮質基底核変性症、進行性核上性マヒ、アルツハイマー型認知症、前頭側頭型変性症でしたが一方、併存症としては腰部脊柱管狭窄症、頚椎症、変形性膝・股関節症、大腿骨頸部骨折後・がん治療・肺炎治療後の廃用性障害、認知症自体に併発した廃用性障害など多岐にわたっており、とくに変形性関節症や腰部脊柱管狭窄症などの整形外科疾患を有している人が多く見られました。また認知症を持っている人が、がん治療や骨折を含む他疾患で入院治療が必要になった場合、せん妄発生から廃用性障害（長期のベッド上安静状態や運動量の減少で身体機能が衰えることです）へと進行することも日常よく見られます。

こうした結果から、歩行障害・移動能力障害の出現を予防し、また悪化を防ぎ、事例によっては改善を促すためには、脳神経外科、神経内科、リハビリテーション科、整形外科、外科、内科各科との連携が必須であることが示されています。さらには介護保険サービスにおいても、リハビリテーションの観点でのサービスの充実が求められています。

今後は、可能であれば認知症を持っている人も含めた、脳神経外科やリハビリテーション科などの垣根を超えた「歩行外来」を開設できれば、とも思っています。

第3章　認知症の診断と治療

神経細胞ネットワークが失われると、その場所と失われた量によって認知障害の内容と強さが決まります。そしてＭＲＩや脳血流イメージなどで推定される神経細胞ネットワークが失われた場所と認知障害の内容、症状や神経の所見を手がかりにして、臨床診断をすることになります。よく脳の「萎縮《いしゅく》」という言葉が使われますが、萎縮は神経細胞の脱落が相当程度、進行してはじめて認められる所見です。通常は萎縮が見られる前に症状の出現がみられます。

とはいえ臨床診断はあくまでも臨床的な診断であり、脳内の病変の広がりを正しく把握しているとは限りません。実際のところ、経過をみている中で診断の変更を余儀なくされることは稀ならずにあることです。

認知症の診断に関わって——大事な鑑別診断

認知症にはいくつかの型があることがわかっており、症状やＭＲＩなどの画像所見にそれぞれ特徴があります。臨床診断はそれらの特徴に基づいて行うことになります。

しかし認知障害を引き起こすのは、認知症以外にもたくさんの病気があります。例えば心不全や腎不全、呼吸不全など身体内の主要臓器不全、ある種のホルモン機能障害、ビタミン不足などの栄養障害、身体の代謝の異常、過剰飲酒を含む薬物中毒によるものなどです。これらの病気の場合には認知障害の源になっている原因疾患に対しての治療が必要になります。

また認知障害をきたす脳の病気で、その病気をよくすることができれば認知障害の改善が見込める（いわゆる「治せる認知症」）ことがあります。水頭症という脳の中に水が貯まる病気や、脳腫瘍の一部、慢性硬膜下血腫などがそれに当たります。一方、神経難病と呼ばれる一群の病気の症状の一つに認知障害が現れることがあります。

診断にあたっては、こうした病気を見逃さないよう注意しています。

ケース❸

心不全による不活発が認知症の発症と間違われた七〇歳代半ばの女性

七五歳の恵子さん（仮名）は松島湾内のS島に一人で住んでいました。二〇一一年三月一一日、S島を津波が襲い、恵子さんの家は全壊しました。恵子さんはやむなく近所の親戚宅に身を寄せることになりました。ところが恵子さんは津波被害のショックのためか、あるいは親戚宅に身を寄せることからくる肩身の狭い思いからなのか、家事どころか自分の身の周りのことの一切をしなくなりました。服はおろか下着も着替えません。入浴もしません。日がな一日、なにもせずにぼーっとしています。その様子から認知症を疑った親戚宅の一同は、震災被害が一段落した二〇一二年三月、もの忘れ外来に恵子さんを連れて訪れました。

待合室から診察室に入った恵子さんの息遣いは速く、荒く、ぜいぜいヒューヒューとまるで喘息のような呼吸になっています。医師はすぐ胸部レントゲン写真と心電図を撮るように指示を出しました。

レントゲン写真と心電図を見た医師は「これは心不全ですね。待合室から診察室までたった数メートルの歩行なのにまるで気管支喘息の発作のような呼吸になってしまいます。まして入浴などの負荷には耐えられなかったのでしょう。震災後、つらい思いでしたでしょうね。すぐ循環器の先生に連絡して入院、治療をしてもらいましょう」。

入院加療によって恵子さんの心不全による身体不活発はすっかり良くなりました。

認知症診断の実際

認知症の診断は下記のような順で行っていきます。

（1）認知障害があるか

（2）認知障害は認知症以外の病気で説明がつかないか

（3）認知障害は水頭症などの治せる病気によるものかどうか

（4）認知障害はどんなタイプの認知症によるものか

（5）認知障害の重さはどの程度か、家族を含めた周囲の支援環境はどうか

以下、順番に説明します。

（1）認知障害があるか

認知障害の内容は通常、六つの領域に分けて考えられています。「学習・記憶する」「必要なものに注意を向ける」「決めたことを最後まで実行する」「人の言葉を理解し、自分の気持ちや考えを伝えられる」「適切に知覚し、適切に運動する」「社会の中の自分・他人の存在を理解する」です。こうした事柄を日常生活の中での困りごとに照らしてみていきます。

診察室では認知障害があるかどうかを調べるために認知機能評価を行います。六つの認知機能のうちどんな領域が障害されているか、その程度はどのくらいかなどを評価します。なお認知障害は軽度あるが、

図4：加齢に伴う生理的健忘の特徴

	生理的健忘	病的健忘 （アルツハイマー型認知症）
もの忘れの内容	一般的知識など	自分の経験した出来事
もの忘れの範囲	体験の一部	体験した全部
進行	進行・悪化しない	進行していく
日常生活	支障なし	支障あり
自覚	あり	なし
学習能力	維持されている	新しいことが覚えられない
日時の見当識	保たれている	障害されている
感情・意欲	保たれている	易怒性、意欲低下

出典：『認知症対応力向上研修用テキスト』

日常生活上の障害が軽微かほとんどない場合を「軽度認知障害」と呼んでいます（図4）。軽度認知障害は認知症の早期発見にとって大きなテーマになっています。認知症への進行を予防できる有効な対策が確立すれば、この段階での診断が大変、重要となるからです。

（2）認知障害は認知症以外の病気で説明がつかないか

認知障害は身体の主要臓器の不全を含め、さまざまな病気が原因となって起こることがあります。これらの病気は今後、認知障害のみならず生命の危機をもたらす可能性がある一方、正確な診断に基づく治療を行えば、認知障害を含めて改善することが期待できます。これまでの病歴、現在の症状、血液検査や画像診断などで診断を進めます。

（3）認知障害は水頭症などの治せる病気によるものかどうか

認知障害は水頭症や脳腫瘍、慢性硬膜下血腫（脳の表面にゆっくり薄い血腫がたまる病気、多くの場合、頭部外傷が関係する）などの認知症以外の脳の病気でも起こります。こ

図5：認知症の主なタイプと特徴

疾患	アルツハイマー型認知症(AD)	血管性認知症(VaD)	レビー小体型認知症(DLB)	前頭側頭型認知症(FTD)
疫学	女性に多い	男性に多い	60歳以降、男性に多い	65歳以前の発症、家族歴
発症	穏やか	比較的急	穏やか	潜行性
進展	緩徐な進行(全般性認知症)	発作の度に階段状に進行(まだら認知症)	進行性、動揺性	緩徐な進行
記憶障害	初めから出現(近時記憶＊障害)	比較的軽度	初期はADに比べ軽度	正常か比較的良好
運動障害	重度になるまで出現しない	精神症状に先行して出現。あるいは並行して悪化	パーキンソン病様症状、転倒が多い	ある程度進行するまで、ADLそのものに問題を生じない
精神症状・徴候	もの盗られ妄想	意欲、意識、感情の障害	ありありとした幻視・失神、意識の動揺、注意力障害	自発性の低下、常同行動†、無関心
その他	感情、運動は重度まで保たれる	局所の神経症状(片麻痺、構音障害、嚥下障害、歩行障害、尿失禁など) 脳卒中の既往 動脈硬化の危険因子の存在	抗精神病薬への過敏性	発症から疾患の経過を通して、人格変化と社会的行動異常が目立つ

＊近時記憶：情報が入力された後、3～4分間ほど情報を保持する能力
† 常同行動：まとまったあるいは系統だった行為を繰り返すこと

出典：認知症診療の進め方（長谷川和夫編著、永井書店）より改変 / 認知症テキストブック（日本認知症学会、中外医学社）.

れらは適切な診断とタイミングで手術を含む治療法をとれば改善する可能性があるものです。「治せる認知症」ともいわれる病気です。通常、これらの病気はMRIや頭部CT検査で特徴的な所見を示します。

(4) 認知障害はどんなタイプの認知症によるものか

頻度の多い認知症には図5のような四つのタイプが知られています。中でも最も多いのはアルツハイマー型認知症です。タイプ分けをする理由はそれぞれによって治療法や対処法が異なるためです。注意しなければいけないことはこれら四つのタイプの認知症が厳密に分かれるものではなく、区別がつけ難い事例もあること、そして複数のタイプが合併している事例があることです。

(5) 認知障害の重さはどの程度か、家族を含めた周囲の支援環境はどうか

認知障害の重症度は日常生活動作と社会的生活機能への影響の大きさによって測られます。診断後支援を考えるとき、認知症のタイプのみならず、認知障害の程度、併存する身体障害の内容と程度、家族を含めた周囲の支援環境の把握がきわめて重要です。

整容・更衣・排泄・入浴・歩行・喫食などを基本的日常生活動作といっています。また家事動作・服薬管理・買い物など一人暮らしを維持する機能を、手段的日常生活動作といって区別しています。さらに就労、社会的制度の利用・申請・手続き、友人との交流などを社会的生活機能と呼びます（図6）。またこれらの機能は環境との相互作用で捉えることが必要です。

これらに対する影響の大きさによって、周囲の環境への工夫や、利用を勧める対応やサービス、そしてその目標に相違があります。介護保険を例にとれば要支援一～二、要介護一～五と障害の程度に基づいて

図６：認知障害に関係した生活機能

歩く、食べる、着替える、入浴する 排泄する、清潔を保つ	基本的日常生活動作	活動
食事の準備をする、掃除・洗濯する 電話をする、買物をする 服薬管理をする、金銭管理をする、 交通機関を利用する	手段的日常生活動作	活動
具合が悪いので受診の予約をする 介護保険の手続きをする 生活保護を申請する 友人に会いに行く 旅行に行く 食事会をする 仕事をする、人の役に立つ 春なので、私が好きな桜の花を見に行く	社会的生活機能	社会参加

出典：粟田主一氏による

提供されるサービス量の上限が決められます。また介護老人福祉施設（従来の特別養護老人ホーム）の利用は要介護三以上となっています。

認知障害が軽度〜中等度の場合は、家族の一員としての役割、仕事上の役割、地域での活動・友人との交流などの社会参加が継続できるように環境を整え、支援することが大切です。

認知障害が進行すると認知症のタイプを問わず、基本的日常生活動作への介助量が増えていき、認知障害自体よりも身体障害が前景に出るようになります。その結果、肺炎などの感染症、低栄養・脱水症、褥瘡《じょくそう》（いわゆる床ずれ）、転倒による骨折などを経て全介助・寝たきり状態へと進行することになります。こうした段階では介護的ケアを継続しつつ、訪問診療（定期的な往診のこと）などの医療的ケアをあらためて導入することが必要になってきます。

認知症の治療——神経伝達物質、神経細胞死、治療薬

記憶や学習の困難、気分や感情、意欲のコントロールを目標にした認知症の治療は調節型神経伝達物質を介した方法から始まりました。記憶や学習の障害が主な症状となるアルツハイマー型認知症では、アセチルコリンが治療の対象となってきました。現在はドネペジル、リバスチグミン、ガランタミンの三種類の薬が臨床で使われています。この三つの薬は主として脳内のアセチルコリンを分解する酵素の作用を抑えて、長くアセチルコリンが効くようにするものです。

一方、神経伝達において興奮性に働くグルタミン酸を治療目標にした薬も一種類あり、メマンチンといいます。グルタミン酸は興奮性の伝達物質ですが、時には過剰な興奮性を引き起こし、その結果として神経細胞の死をもたらすことが知られています。メマンチンは過剰な興奮を抑える役割を果たします。

レビー小体型認知症の場合はアセチルコリンを対象にした抗認知症薬が効果を示します。一方、その他の認知症については共通して効果の期待できる薬は知られていません。症状に合わせて薬を考え、処方を試みているのが現状です。

薬以外の治療も重要で、系統的に実施する必要があります。こうした治療は医療機関では主としてリハビリテーション科が関わることになります。特に失語症や失認・失行症（第4章で説明します）、歩行障害などの高次機能障害や身体障害を合併している例では積極的に行われるべきです。しかし保険診療上、実

施可能な内容や時間、期間の制限もあるため、介護保険サービスへの引き継ぎが行われます。

介護保険サービスは基本的な日常生活動作障害へのケアに加えて、服薬管理や家事動作などのいわゆる手段的日常生活動作障害への対応もニーズに基づいて行われます。独居世帯など家族による介護に難しさがある場合は長期間の施設ケアが必要になることも多いのですが、介護保険サービスは主として在宅での提供を中心に設計されています。

これまでの政権による社会保障への圧縮・削減が系統的に行われてきており、介護保険サービスは必要な人に十分にいき渡っているとは、到底いえない状況にあります。しかし介護保険サービスは高齢者の認知機能に対してそれを維持し、障害の進行を軽くする効果が明らかにあります。それは時には維持するだけでなく、改善させる効果を示すこともあります。サービスの圧縮・削減ではなく、拡大・充実こそが重要です。

ケース❹

デイサービスの利用を契機に認知障害とうつ状態の改善が見られた九五歳ののぶ子さん（仮名）

今は元気なのぶ子さんですが、六年前の八九歳の時には口から食事をとれず、そのためやせ衰え、また排尿時、毎回失禁するようになったのだそうです。そのため、入院して点滴を受け、なんとか口からご飯を食べられるようにはなったものの、日常生活は全てにわたって介助が必要、特に排尿については膀胱内にカテーテルが常時入っての生活にとどまったそうです。

同居している彼女の娘さんから聞いたことです。「今から一〇年前に当時住んでいた息子夫婦と折り合いが悪くなり、現在の住所に転居して、一人暮らしだった自分と同居を始めました。しかし自分は仕事に忙しく、日中は母は一人でいることがほとんどとなりました。近所との交流もほとんどありませんでした。そういう中で段々と、認知症の症状とうつ状態が出始めて、進行し、やがてすべてに介助が必要になりました」。

「母が退院してから私は反省しました。日中、一人で置いておいたことを。またご近所との交流の場を作ってこなかったことを」。

「私は仕事を辞め、日中も家にいるようにしました。また母にデイサービスを受けてもらうようにしました。すると母は段々と元気を取り戻してきたのです。退院後、四年目には膀胱に入っていたカテーテルが抜けて、自分で排尿ができるようになり、五年目には車いすから自力で立ち上がって、室内を短距離だが歩けるようになりま

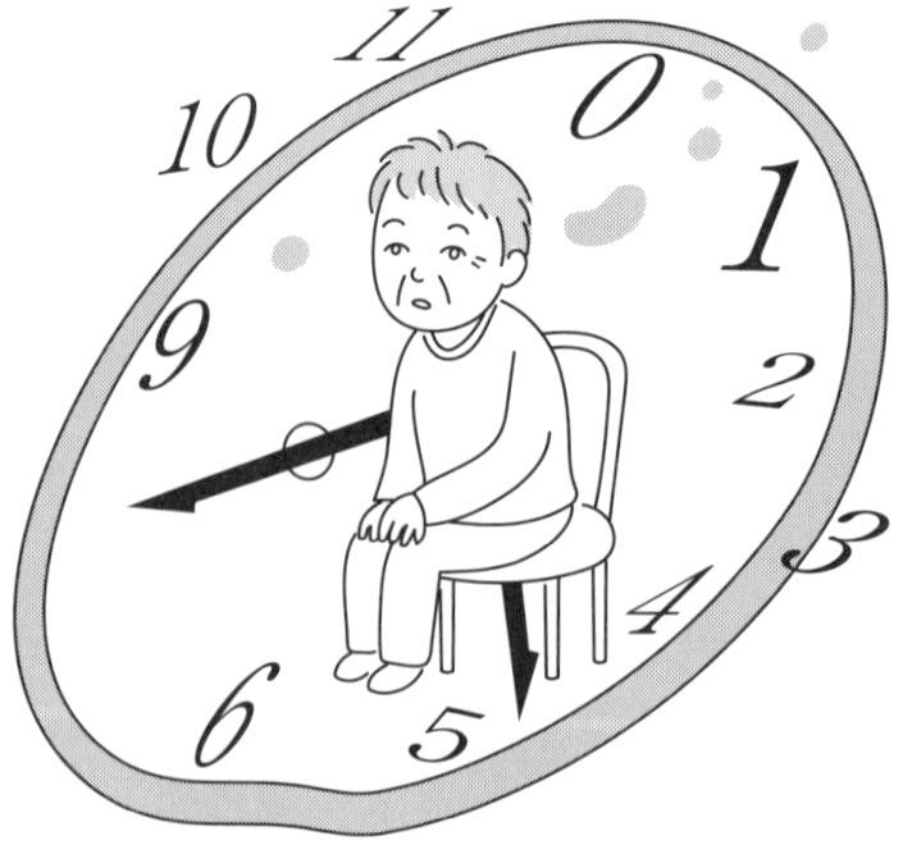

した。応答もしっかりしており、会話の中に笑いも出るようになって最近では毎日、ひ孫と一緒に塗り絵を楽しんでいます」。

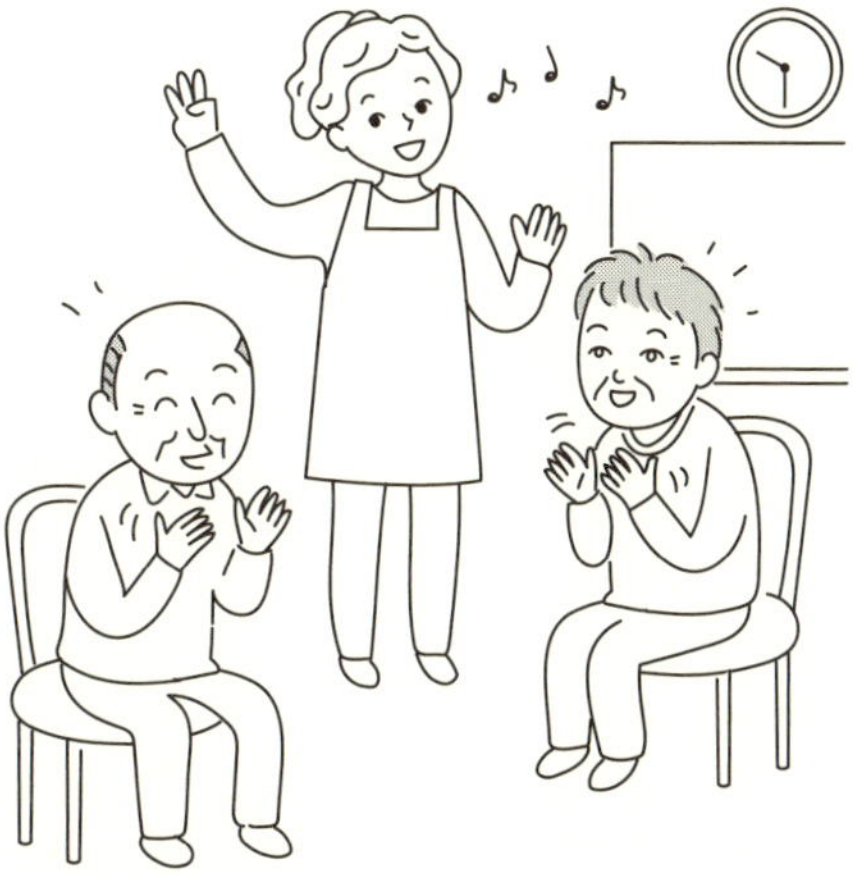

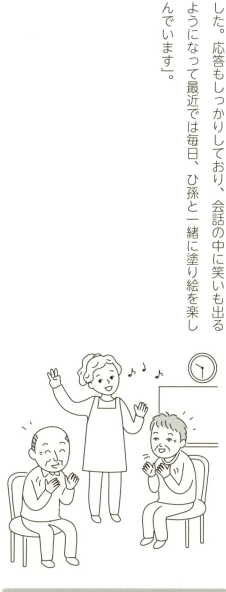

認知症を持っている人へのケア、特に生活障害を抱えている人へのケアを考える際に重要となる視点があります。

認知症を持っている人の認知障害は、六つの認知領域のすべてが障害されているわけではありません。言ってみれば「ある事は苦手だが、その他のことはいままで通りできる」人たちです。治療や支援が必要なのはその人となりの一部である事を忘れてはなりません。それを理解するためのキーワードは「リカバリー」*という考え方と「当事者主権」の尊重です。また若年性認知症を持っている人は、高齢者と違って就労や子育てなどの面で社会的機能の障害を抱えていることが多いのが特徴です。こうした障害については「必要充足・応能負担の原則」に立って、個別の障害に対応した「合理的配慮」や、ゴールの設定や対応方針における「権利（人権）に基づいたアプローチ」*が求められるところです。しかし現実の事例では不十分な状況にあることが多く、今般の共生社会づくりを目指した「共生社会の実現を推進するための認知症基本法」（いわゆる認知症基本法）の具体化を進める中でさらに改善を図っていく必要があります。

＊リカバリーとは？……人々が生活し、働き、学び、地域社会に十分に参加できるようになる過程であり、認知症を持っている人にとっては認知障害があっても充実した生活を送ることができる能力のことです。認知症自体は根治することが現時点では困難ですが、治療やケアの目標はリカバリーの能力を高めることと言えます。

＊必要充足・応能負担の原則とは？……サービスの給付は（負担に応じてではなく）必要に応じて、また負担は（給付に応じてではなく）能力に応じて決められるべき、という社会保障の本質的な原則を示しています。

＊合理的配慮とは？……障害者権利条約第二条による定義が知られています。それによれば「障害者が他の者との平等を基礎として全ての人権及び基本的自由を享有し、又は行使することを確保するための必要かつ適当な変更及び調整であって、特定の場合において必要とされるもの」とあります。

＊権利（人権）に基づくアプローチとは？……障害者の権利が侵害されているかどうかを「権利（人権）」という視点から観察・評価し、侵害されている状態の解消を図るアプローチのことです。

第4章　認知症の四型と若年性認知症

アルツハイマー型認知症とは

認知症の中で最も多いのがアルツハイマー型認知症と呼ばれるものです。症状では近時記憶障害が特徴的です。初期の段階では患者さんの人柄や人格の変化は目立ちません。その後、アパシーといって入浴や着替えなどの日常の様々な行為を面倒に感じたり、言語障害や失認（見えているものを正しく認識できない）や失行（やり方を忘れてしまったために適切に行為できない）という脳の高次の機能の障害や、気持ちや心理の変化から起こる行動心理症状が強まったりして、生活上の困りごとが増えていきます。

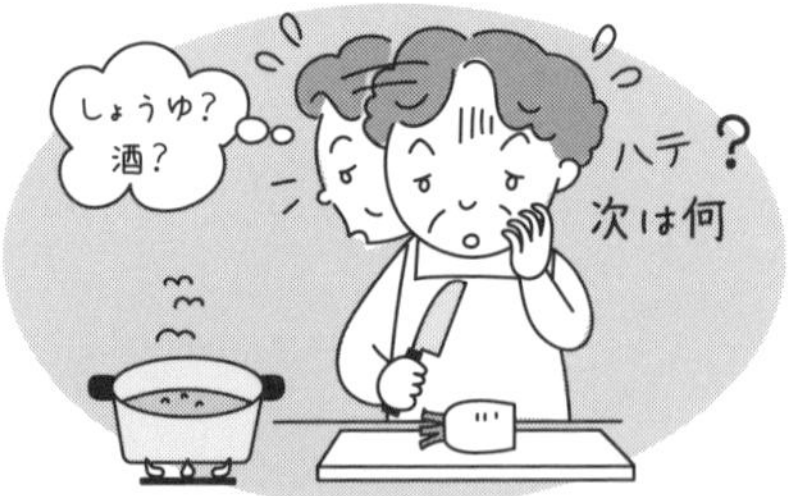
しょうゆ？
酒？
ハテ？
次は何

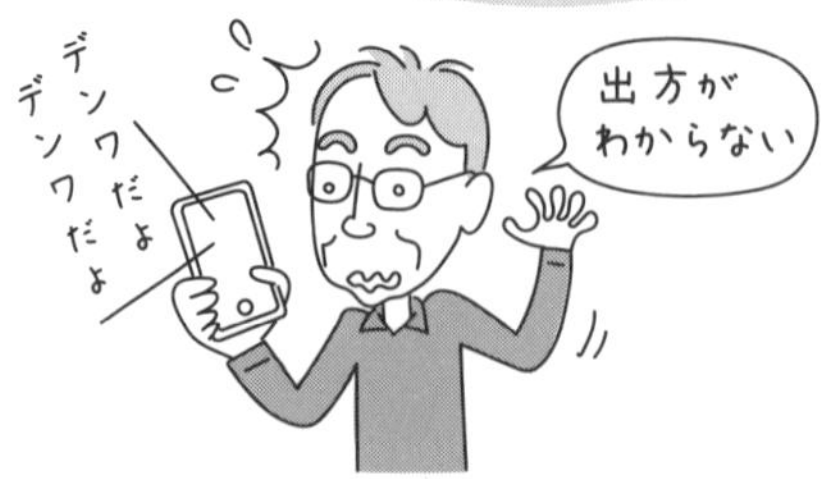
出方がわからない
デンワだよ
デンワだよ

現在では症状の進行を遅らせる薬や介護保険サービスによるケアが早い段階から提供されることによってこれまでよりもゆっくりした、また長い経過をたどるようになっています。しかし根治的な薬はまだありませんので診察室での治療、介護保険サービスを中心としたケアの提供と合わせて、地域における生活障害への取り組み、さらには当事者同士の交流も含めた幅広く重層的な支援の輪＝共生社会づくりが望まれています。

アルツハイマー型認知症の名称はアロイス・アルツハイマー医師によるアルツハイマー病の発見とその報告（一九〇六年）に遡《さかのぼ》ります。それによると神経細胞内に老人斑（ベータ・アミロイド蛋白《たんぱく》の塊《かたまり》）と神経線維のもつれが多数認められており、以来この変化が初老期に発病するアルツハイマー病の本態とされてきました。その後、老年期に起こり、臨床的にアルツハイマー病に似る経過をたどる認知症は「アルツハイマー型認知症」と呼ばれるようになったのです。

最近、ベータ・アミロイド蛋白を取り除く目的で、それに対する抗体を注射投与する治療法が開発され、二〇二三年一二月からは保険診療の対象として承認されて話題を呼んでいます。しかし老人斑（ベータ・アミロイド蛋白の塊）は正常の加齢脳にもみられることがわかっており、一方、老人斑のもとであるベータ・アミロイド蛋白が溜まっても認知症を起こさない例があること、アルツハイマー型認知症と診断された例でもベータ・アミロイド蛋白が溜まっていない例もあることなどから異論もでており、今後の検討が待たれます。またこの注射薬には認知症の進行を完全に止める効果はなく、六か月から八か月程度、遅らせるものであることも報告されています。

血管性認知症とは

脳卒中とは脳梗塞・脳出血・くも膜下出血など脳の血管が詰まったり、逆に破れて出血を起こしたりする病気の総称です。高血圧や糖尿病、高コレステロール血症などのいわゆる生活習慣病や、喫煙や過度の飲酒などの生活習慣の影響を強く受ける病気です。脳卒中は通常、手や足のまひや言語障害などを後遺症として残します。しかし脳卒中の起こる場所やその大きさによっては典型的な症状を起こさず、かわって認知障害が残ることがあります。脳卒中が神経細胞ネットワークの部分的な崩壊をきたし、それが認知機能の障害をもたらすためです。血管性認知症とはこうしたものを指します。

血管性認知症の特徴はいくつかあります。一つは原因となる脳卒中発症と認知障害の出現の間の時間的隔たりが小さいことです。二つめは脳卒中の再発がない限り、症状の進行が基本的にはないことです。三つめは「まだら認知」とよばれる認知障害をきたすことです。脳卒中の起こる場所によって認知障害の範囲、その程度が様々となり、症状の軽いところ、重いところが文字通り、まだらになるためです。四つめは歩行障害や嚥下障害、意欲障害、遂行機能障害を伴いやすいことです。

血管性認知症は認知症の中では予防が最も肝要なものです。「生活習慣病」と呼ばれる高血圧症・糖尿病を代表とする疾患群に対して適切な治療を受けることと併せて、生活と労働の場におけるストレス対策など日頃の療養が大切です。

また早期発見もその後の進行を抑えるために重要です。認知障害が急に始まったときには血管性認知症を考え、かかりつけの医師と相談し、適切な対応をとることをお勧めします。

血管性認知症はアルツハイマー型認知症と合併しやすいことが知られています。実際、血管性認知症における記憶障害に対し、アルツハイマー型認知症に投与処方される抗認知症薬（ドネペジルなど）が効果を示すことがあります。

ケース❺ 血管性認知症の診断を受けた七〇歳代後半の隆さん（仮名）

七〇歳代後半の隆さんは四五歳の頃に高血圧症の診断を受けたのですが、かかりつけ医から処方された血圧を下げる薬については、症状があまりないためつい服《の》み忘れることが続き、特にこの五年間は全く服用しないままになっていました。喫煙についてもやめられないまま今日に至っています。

隆さんが好きな碁を打つためによく通った碁会所に行かなくなったのは二年前からでした。その理由の一つがうまく歩けなくなったことでしたが、加えて、最後まで詰めを読み切れなくなったこと、また碁を打つのが面倒になったこともありました。同じ頃から、ごはん時によく咳き込むようになりました。こうしたことの原因と対策を知りたいと思い、隆さんはもの忘れ外来を妻と一緒に受診しました。

検査の結果、医師からは次のように言われました。「歩幅が小さく、すり足歩行でパーキンソン病に似た歩き方ですが、前屈姿勢ではないことや上肢・手の振りが良いところが違っています。認知機能評価では新しい記憶が障害されているほか、暗算の課題や積み木試験の点数が低かったです。最後まで頑張ってやろうとする意欲や遂行機能の障害を考えさせられました。MRI検査では両側の大脳の中に多数の小さな脳梗塞（ラクナ梗塞といいます）があり、症状や検査の結果から血管性認知症と診断しました。今後は認知障害が進まないように脳梗塞の再発をできるだけ防ぐことが肝要です。降圧剤と脳血栓予防のための抗血小板薬の定期服薬が必要ですね。またごはん時の咳き込みはむせのようです。誤嚥《ごえん》による肺炎は時には命取りになるので気をつけましょう」。

隆さんはその後、薬を毎日、欠かさず服用しています。また、できることは積極的にするように努力をしています。幸いに今に至るまで、脳梗塞の再発や症状の悪化はなく、元気に暮らしています。

レビー小体型認知症とは

レビー小体という異常なたんぱく質が、脳の中の神経細胞ネットワークにひろく沈着し、様々な症状を起こす認知症をレビー小体型認知症と呼びます。

代表的な症状としては記憶障害の他、リアルな幻視、カーテンなどを人と見間違える錯視、よく知っているはずの家人が他人とすり替わっているような感覚、また誰か階上にいるように思う「幻の同居人」、寝入ってから起こる寝言や多動などの症状、大きく変動する気分や感情の変化、パーキンソン病に似た歩き方などです。さらに立ち眩《くら》み、うつ病なども起こります。

中でも幻視は特徴的です。多くは「子どもがいる」というもので、人によっては一緒に遊ぼうとするほどリアルなものです。幻視は大人であることもあり、またイヌやネコなどの動物、水や煙、火炎などの物理現象であることもあります。

レビー小体型認知症はこうした多彩な症状を示しますが、幸いにそれぞれに対して薬が比較的有効です。アルツハイマー型認知症に使われる抗認知症薬の効果がある程度期待できるほか、歩行障害には抗パーキンソン病薬が、うつ症状には抗うつ薬が、寝言や夜間の多動にはある種の抗てんかん薬の服用が効果的です。なお抗不安薬を服用した後に意識が急に悪くなる、いわゆる「薬剤過敏」を示すことがあり、注意が必要です。

ケース❻

レビー小体型認知症による幻視や歩行障害に悩まされた八〇歳の進さん（仮名）

八〇歳になった進さんは最近、変わったものが見えるようになったため、妻からもの忘れ外来を勧められて受診しました。

「どんなものが見えるのですか?」

「木に鶴が逆さに引っかかっている姿がよく見えるのです」(図7)。

「そうですか。ところで歩き方も少し変わっていますね。歩幅が小さく、さらに前のめりになるようです。パーキンソン病に似た歩き方ですね。夜、寝言を言いませんか?」と一緒に来た妻に聞きました。すると「はい、もう一〇年来になりましょうか、夜は寝言がやかましくて……丁度、誰かと会話をしているような感じです」。

図7:レビー小体型認知症の進さんが描いた幻視
「木の枝に逆さに引っかかった鶴」

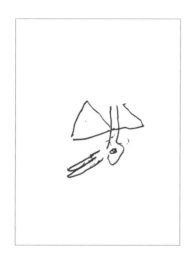

「症状に良い時、悪い時がありませんか?」と重ねて尋ねました。
「あります。悪くなると口も聞かずにぼうっとして、なんだか上の空になってしまいます」。
MIBGという心臓の検査を受けた結果、進さんにはレビー小体型認知症に特有な所見が認められました。ドネペジルとパーキンソン病に使うドーパミン関連薬を処方されたところ、幻視がなくなり、また歩き方も改善に向かいました。

前頭側頭型変性症（認知症）とは

前頭側頭型変性症（認知症）は前頭葉・側頭葉に限局した変性と萎縮《いしゅく》が起こる認知症です。前頭葉は脳全体の統合的機能と人格・性格の形成、言語発出に関係している脳です。また側頭葉は人格や性格に関係しているほか、言葉の理解にも関係した場所です。この型の認知症はそうした機能に関係した障害が起こります。

図8：行動障害型前頭側頭型認知症のBさんが書いたメモ用紙
同じ文字・数字が並んでいる（常同行為）

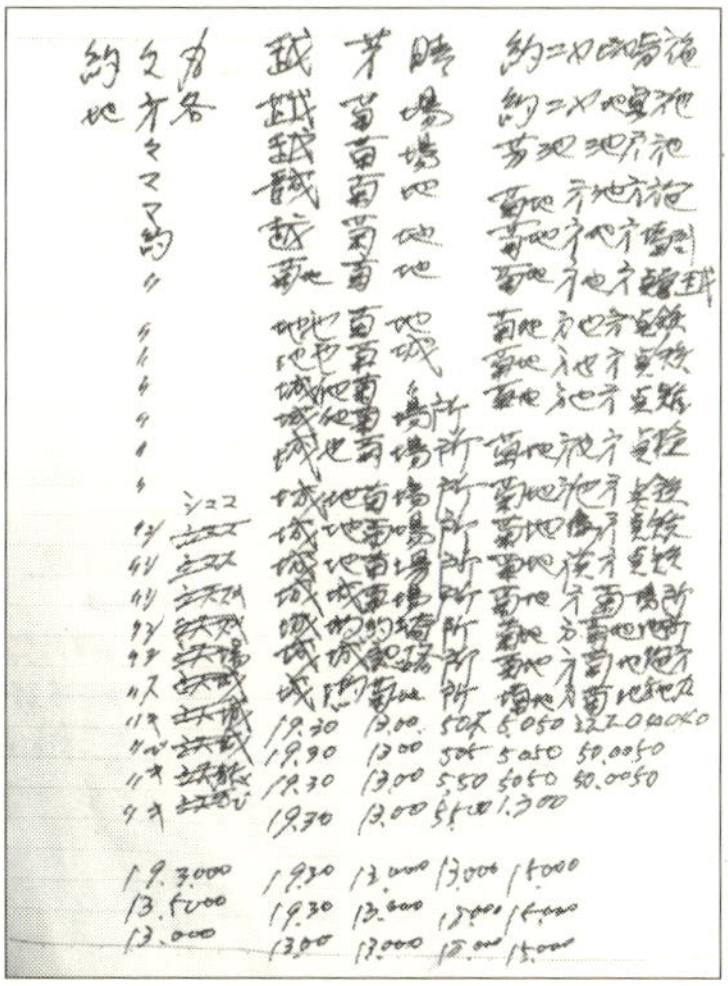

症状から臨床的には二つのタイプに分けられています。行動障害型と言語障害型がそれですが、後者はさらに非流暢性失語症タイプと意味性失語症タイプの亜型に分けられます。行動障害型では遂行機能障害、自発性の低下、脱抑制（その場にそぐわない行動、「わが道を行く」傾向の強まり）、常同性（同じ行為を繰り返す）の亢進《こうしん》（図8）、共感性の欠如、食行動異常（甘いものを好む、食べられない異物を口にする）、被影響性の亢進（目にしたものについ、とらわれる）などがみられます。言語障害型には二つの

亜型があり、それぞれ発語・発話障害、言語理解・意味理解の障害を示します。
罹病者は他の三つの認知症に比較して少ないのですが、残念ながら原因も治療法も確立していないのが現状です。

ケース❼

言葉の意味がわからなくなった
前頭側頭型認知症・六〇歳代後半の一郎さん（仮名）

六〇歳代後半の一郎さんは文筆業を長く勤めてきました。その一郎さんが言葉の意味がわからなくなってきたのは三年前からです。言葉の意味がわからないので会話が成立しません。また発話の際の文法は正しいのですが語がさまざまに入れ替わってしまい、聞く方に一郎さんが言わんとすることが通じません。また同じ頃から部屋の片付けを始めました。段ボールの中から物を出してはしまい、しまっては出して、を繰り返し、挙句、ほとんどのものをゴミとして出してしまいます。

一郎さんは妻と一緒にもの忘れ外来を受診しました。診察室でもやはり会話は成立しません。医師による、ボールペンを持っての「これはなんですか?」の問いには、問いそのものの意味がわからないためか首を捻っています。次いで医師によって「これはボールペンですか?」と問われてもまた首を捻《ひね》ります。

頭部CTでは、左側に強い前頭葉・側頭葉の萎縮が認められました。一緒に来た妻に医師は「言語障害型（意味性失語症）前頭側頭型認知症です」と伝えました。

毎日している部屋の片付けにみられるような常同行為に効果があるはずの抗うつ薬も無効でした。

若年性認知症とは

六四歳以下で発症した認知症を若年性認知症と呼んでいますが、医学用語というよりは社会的な言い方というべきかも知れません。日本認知症学会では一八～三九歳の発症を若年期認知症、四〇～六四歳の発症を初老期認知症と表現しています。とはいえ、高齢期発症の認知症とは症状や経過がずいぶん異なっており、発症年齢で分けることには一理あると感じています。

若年性認知症は一般には「アルツハイマー型認知症」の若年発症版と理解されていますが、実際にはそう簡単ではないようです。従来は若年発症の理由として遺伝子変化が多いことや、発症後の進行のスピードが速いことが指摘されていました。しかし中には進行速度が遅く、支援があれば長い間、就労も含め自立した生活が可能な人もいること、また症状では、記憶障害より視空間認知障害（見えているものが正しく認知されない、例えば「よく知っているはずの建物を見間違える」「椅子がわからない」など）や各種の失行症（行為の内容は理解しているがそのやり方がわからない、例えば「箸の使い方がわからない」「椅子にうまく座ることができない」）、失語症（例えば「言葉の意味がわからない」「うまくしゃべれない」）など、主として大脳皮質（神経細胞の本体が集まっているところで大脳の表面に当たります）に関係した機能障害が目立つことなど、高齢期発症のアルツハイマー型認知症とは異なった経過をたどる事例があります。その本態がどういったものなのかを含め、不明なところの多い病気でもあります。

治療（リハビリテーションを含む）とケアの方法は基本的には高齢期発症の認知症と違いませんが、治療やケアの目標の設定と治療方針、「合理的配慮」と「権利（人権）に基づいたアプローチ」による福祉的サービス・政策的サービスの内容についてはやや異なります。具体的には就労支援、経済的支援、子育てなどの家庭内ケア労働への支援など、若年だからこその課題を含んだものにする必要があります。

二〇二四年一月から施行されている認知症基本法は「認知症の人を含めた国民一人一人がその個性と能力を十分に発揮し、相互に人格と個性を尊重しつつ支え合いながら共生する活力ある社会（＝共生社会）の実現を推進」（基本法第一条）することが目的とされています。この法律は認知症を持っている人々への共通の理念的目標をかかげているものですが、とくに若年性認知症を持っている人にはより一層、重要でしょう。

ケース❽ 若年性認知症を発症した六〇歳代半ばの勲さん（仮名）

宮城県の海辺の町で生まれ、育ち、さらに一人大工の棟梁として同じ町に働いていた勲さんは、大工として自ら建てたばかりの実家を東日本大震災の折の津波に流されてしまいました。そうして震災の直後にアルツハイマー型認知症の診断を受けていた父親と震災直前に結婚した妻と一緒に避難所、そして仮設住居へと移り住むことになりました。

しかし父親は徘徊傾向が強いだけではなく、指示に対して抵抗するばかりで言うことを全く聞いてくれません。次第にストレスが高じた勲さんに認知障害の症状が出てきたのは二〇一一年の東日本大震災から四年が経過した時でした。材木を切ったり、かんなを入れたり、釘を打ったりなどは問題なくできるのですが、肝心の図面を読んで理解する、長さや角度などの数字を頭に入れることができなくなりました。一人大工としては家を建てることができなくなりました。地域の保健師の勧めでもの忘れ外来を受診した勲さんは、検査の結果、若年性認知症と抑うつ症の診断となり、抗認知症薬と抗うつ薬が処方・投与されました。

やがてアルツハイマー型認知症の父親は施設入所となり、勲さん夫婦は災害公営住宅に入居となりました。津波で流された家の跡地を畑にしてナスや大根、ニラなどを植えてみました。でも彼は少しでも作物が実りだすと小さいうちから刈り取って収穫してしまいます。とても売り物にはなりません。やがて時々、建具作りや家具修理などの短期の仕事をこなす一方、近くの給食センターで洗いものの仕事を生業にするようになり現在に至っています。認知障害の程度はおおむね、変化なくこの九年間を過ごしています。

第5章 「治せる認知症」と神経難病に合併する認知症

前の章に書いた四つの型の認知症と若年性認知症は、現在の医療では治すことはできません。しかし、認知症に似た認知障害を起こし、手術や薬などで治せる認知症もあり、こうしたものを診察室では「治せる認知症」といっています。薬で治すのは甲状腺機能低下症などのホルモン異常やビタミン不足などの栄養障害、てんかん性健忘症などによるものですが、この章では主として手術で治す・治療するものをとりあげて解説します。なお加えて、本来は認知症とはいわないのですが、認知障害も主な症状となる神経難病についても付け加えました。

正常圧水頭症とは

脳と脊髄は脳脊髄液の中に浮かんだ構造となっています。健康な方であれば脳脊髄液は一五〇ミリリットルあるといわれています。脳脊髄液は、毎日五〇〇ミリリットルほどが脳の中にある側脳室という場所で作られ、脳の中を移動して第四脳室というところの傍から脳の表面に回ります。脳と脊髄の表面をゆっくり循環して脳の表面から吸収されていきます。結局、一日あたり、三回強入れ替わっていることになります。

脳脊髄液の脳内の移動や表面からの吸収がうまくいかなくなると、作られた脳脊髄液は脳内に溜まることになります。こうした状況を水頭症といいます。クモ膜下出血などの後に起こる急性の水頭症では、頭蓋内圧が急上昇して意識障害や呼吸麻痺などが起こり、生命の危機に直面します。しかし慢性の経過をたどると頭蓋内圧が上がらない水頭症が起こることになり、これを正常圧水頭症といっています。正常圧水頭症には急性水頭症とは異なる症状があります。特有の歩行障害（両脚をやや広げた不安定な歩行、歩幅は小さい）を中心症状として、尿失禁などの排尿障害、日時や場所などの見当識障害が見られるのが特徴です。

正常圧水頭症は脳梗塞などの発症を契機に起こる二次性のものと、そうしたこととの合併がない特発性のものに分かれます。後者の特発性正常圧水頭症には、脳の中に溜まっている脳脊髄液を腹腔内に移動させる手術が有効なことがあり、治療法として検討されます。

脳腫瘍と認知障害

脳腫瘍にはさまざまな種類があります。悪性の脳腫瘍は認知障害が問題になることはほとんどありません。認知障害が問題になるのは髄膜腫（脳の表面を覆っている髄膜から発生する腫瘍）などの良性の脳腫瘍です。

ケース❾

脳腫瘍のために認知障害が出ていた七〇歳代後半の圭子さん（仮名）

圭子さんが認知障害を自覚してからもう五年が経《た》ちました。その原因と治療を相談するため、同居している娘さんと脳神経外科を受診したのは一九九〇年代のある年の春です。

麻痺などはありませんが、全体としてぼんやりとしていて特に意欲の低下が明らかでしたので担当医はすぐ頭部ＣＴを指示しました。出来上がった画像を見て担当医は驚きました。大脳の真ん中に人の拳大の脳腫瘍があったのです。

「脳腫瘍が脳の真ん中にあって両側の視床というところを圧迫しています。そのために認知症のような症状を出しているようです。脳腫瘍は髄膜腫という良性の腫瘍ですので手術をするべきだと思います」。

医師の説明に対して圭子さんは、数日考えたあと、手術を承諾しました。一か月後、手術が行われました。良性の腫瘍であり、また高齢でもあるので無理はしない、という手術方針で臨まれたので半分強の切除で手術は無事に終了しました。術後の回復は順調で二週間後に退院し、自宅療養となりました。

その二か月後、元気に外来を受診した圭子さんは、自宅療養中のある出来事について、話し出しました。

「手術を受けてとても元気になり、また色々と思い出すことができました。そのうちの一つが中国でのことです。私は一八歳で、ある憲兵のもとへ嫁いだのです。彼の任地は中国東北部のハルピン郊外の七三一部隊というところでした。当時、私は何もわからなかったのですが、戦後日本に帰ってきて次第にわかってきたことは、七三一部隊というのは中国の人たちにさまざまな悪いことをしたのですね。これから何年生きられるかわからないので、手術を受けてから中国に行き、向こうの人たちにお詫びを言ってきました」。

こうした彼女の自分史については、家族はもちろん知っていたことです。しかし手術を担当した医師にとっては全く知らないことでした。手術によって認知障害と意欲障害が改善した結果、古い記憶をあらためて思い起こし、さらに「お詫びに行かなければ」と考えて実行に移す、こうした彼女の行動は全く予想外のことでした。

医師は認知障害をもたらせていた脳腫瘍に対して手術がそれを改善させた事例と考えています。

慢性硬膜下血腫

大脳の表面に脳脊髄液で薄まった血液がゆっくり溜まり、広い範囲にわたって大脳を圧迫する状態を、慢性硬膜下血腫といいます。時には血液が溜まるのが大脳の両側の場合もあります。またこうした血腫の多くは軽微な頭部への打撲が原因です。

血腫が溜まるスピードが速い時には、脳卒中のような麻痺、頭痛、視力障害、歩行障害などが起こりますが、もともと脳の表面に余裕があった場合やゆっくり溜まる場合には、そうした症状の代わりに認知障害が出てくることがあります。

診断と治療は比較的容易です。ＭＲＩや頭部ＣＴで血腫の存在が確認されれば、漢方薬やある種の止血剤の投与を行い、症状の改善がなければ、人差し指の先くらいの小さな開頭で血腫の排出を行います。

パーキンソン病に合併した認知症

パーキンソン病は、手足の強張りや歩行障害、立つ・座るなどの起居動作障害、指先の特有なふるえなどを症状とした神経難病です。パーキンソン病は進行すると認知障害をきたすことが知られています。しかし前述したレビー小体型認知症との異同が話題になっており、現在では一緒に考えることが多いようで

郵便はがき

料金受取人払郵便

代々木局承認

3526

差出有効期間
2025年9月30日
まで

(切手不要)

151-8790

243

(受取人)

東京都渋谷区千駄ヶ谷 4-25-6

新日本出版社

編集部行

ご住所	〒 都道府県
お電話	
お名前	フリガナ

本のご注文は、このハガキをご利用ください。送料 300 円

《購入申込書》

書名	定価	円	冊
書名	定価	円	冊

ご記入された個人情報は企画の参考にのみ使用するもので、他の目的には使用いたしません。弊社書籍をご注文の方は、上記に必要情報をご記入ください。

愛読者はがき

ご購読ありがとうございます。出版企画等の参考とさせていただきますので、下記のアンケートにお答えください。ご感想等は広告等で使用させていただく場合がございます。

① お買い求めいただいた本のタイトル。

② 印象に残った一行。

（　　）ページ

③ 本書をお読みになったご感想、ご意見など。

④ 本書をお求めになった動機は？

1　タイトルにひかれたから　　2　内容にひかれたから
3　表紙を見て気になったから　　4　著者のファンだから
5　広告を見て（新聞・雑誌名＝　　）
6　インターネット上の情報から（弊社 HP・SNS・その他＝　　）
7　その他（　　）

⑤ 今後、どのようなテーマ・内容の本をお読みになりたいですか？

⑥ 下記、ご記入お願いします。

ご職業	年齢	性別
購読している新聞	購読している雑誌	お好きな作家

ご協力ありがとうございました。　ホームページ www.shinnihon-net.co.jp

す。

パーキンソン病に合併した認知症への治療は、抗パーキンソン病薬の投与と併せてレビー小体型認知症に準じて行います。また特定疾患の対象ですのでその利用、身体障害については身体障害者手帳の取得などの社会的制度の活用が望まれます。

進行性核上性麻痺・高齢者タウオパシーなど

パーキンソン病のほかにも神経難病に認知障害が合併することが知られています。

進行性核上性麻痺はパーキンソン病に似た歩行障害をもたらす病気ですが、認知障害をよく合併します。治療には抗パーキンソン病薬が試みられますが、あまり効果は期待できず、身体障害についてはリハビリテーションと介護保険サービスによるケアが、さらには特定疾患制度、身体障害者手帳などの社会的制度の活用が望まれるところです。

その他、大脳皮質基底核変性症や嗜《し》銀《ぎん》顆《か》粒《りゅう》性《せい》認知症、神経原線維変化型老年期認知症など異常なタウ蛋白が貯留するために神経細胞が脱落するもので、まとめてタウオパシーといわれる病気があります。嗜銀顆粒性認知症と神経原線維変化型老年期認知症は高齢期に発症し、記憶・学習の障害は比較的軽微で進行もゆっくりです。アルツハイマー型認知症との区別が問題になるのですが、アルツハイマー型認知症に使う抗認知症薬を投与すると怒りやすくなるなどの症状がかえって強まるとされています。

コラム@診察室

待合室での様子から

認知症の診断は病院やクリニックを受診する前から始まります。アルツハイマー型認知症など新しい出来事に関する記憶の障害がある人は、これから先の未来に予定されていることについて、「いつ」「何」をするのかを覚えておくこと（「展望記憶」といいます）が苦手といわれています。

病院やクリニックの受診には、救急・緊急事態を除いて通常は予約を取ってもらいますが、予約通りに受診できるのは展望記憶がしっかりしているおかげです。診察室で認知症の存在に気づくきっかけの一つが、「予約の日時に受診しなかった」「予約の日にちを忘れていた」というものです。

病院やクリニックの受診の際は、受付を無事に済ませてから待合室へ移動し、待合室で名前を呼ばれるのを待つことになります。この時、怒りっぽいなどの行動心理症状がある人は、いつ名前を呼ばれるか、今かいまかと待っている間に段々と怒り出して、しまいには帰ろうと

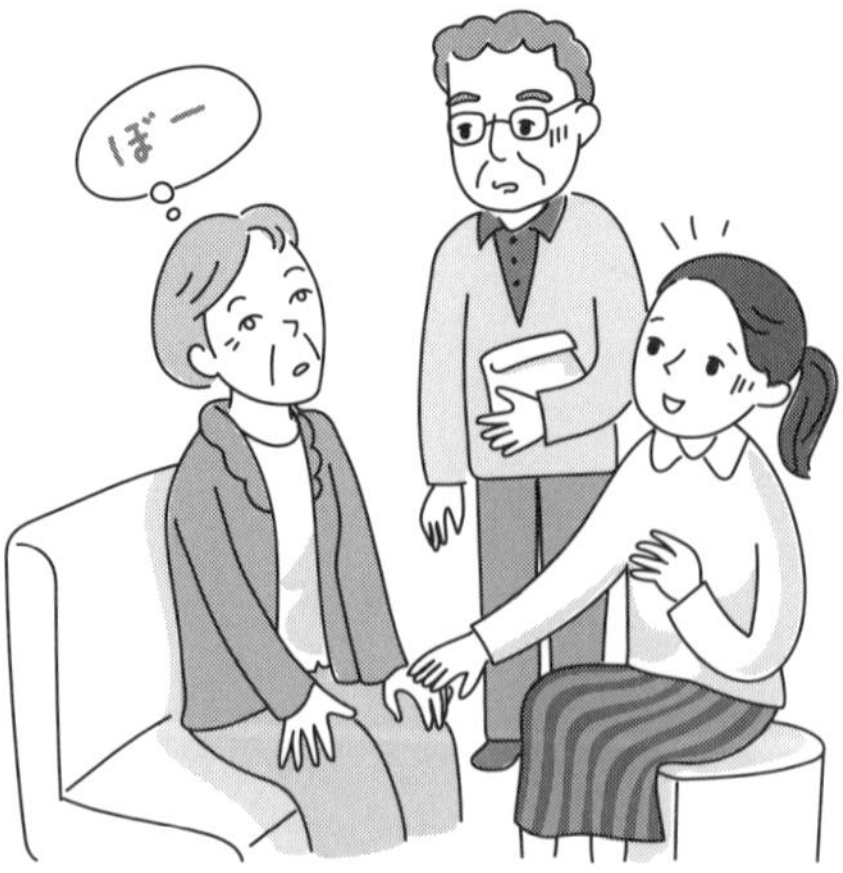

する人が出てきます。また普段から家族や支援者との関係が疎遠な人であれば、診察室で座っている時の家族や支援者との物理的距離に、あるいは表情に心理的距離が反映します。

　そうした待合室での様子を観察し、合わせてあとどのくらい待つ必要があるのかをわかってもらう目的で、四〜五名の名前をお呼びするとともにアイコンタクトを送って中待合室に招き入れます。その際に椅子からの立ち上がり方、歩き方、座り方を観察します。診察の順番がきた時には中待合室まで行って診察室にあらためて招き入れています。こうして待合室での様子、並びに歩き方と起居動作における障害の有無とその程度を観察することによって、認知障害と神経の障害、行動心理症状の一部の内容とその程度を把握するようにしています。同時に受診者の心理的緊張をほぐし、会話の際には双方の思いが自由に言える関係をつくりたいための工夫でもあります。

第6章 認知症へのケア

——本人と家族への支援

認知症を持っている人の生活を考えるとき、本人だけでなく家族への支援も欠かせません。私は、もの忘れ外来と電話相談を担当していますが、もの忘れ外来では、ほとんどの方が家族や支援者と来院されますし、電話相談もほとんどが本人以外からのものです。そして外来であれ電話相談であれ、家族が感じている困りごとは、本人が「何もしなくなった」「現状を認めない（理解していない）」「認知症の症状がひどくなった」ことなどによって、家族自身が「どう対応していいかわからない」というものです。

認知症の原因となる病気は、その多くが進行性の病気です。少しずつ病気が進んで、記憶の障害だけでなく様々なことができなくなっていく中で、本人も家族も常に困惑した心理状態に陥りがちです。このような状態の中、特に家族への支援として私達に求められることは、病気を正しく理解できるよう、また本人の心理を汲《く》みながら病気の進行程度に応じた介護が出来るよう、家族を支援していくこと、さらに家族の心理的安定が、結果的には本人の穏やかな生活の継続につながるという視点で関わっていくことが不可

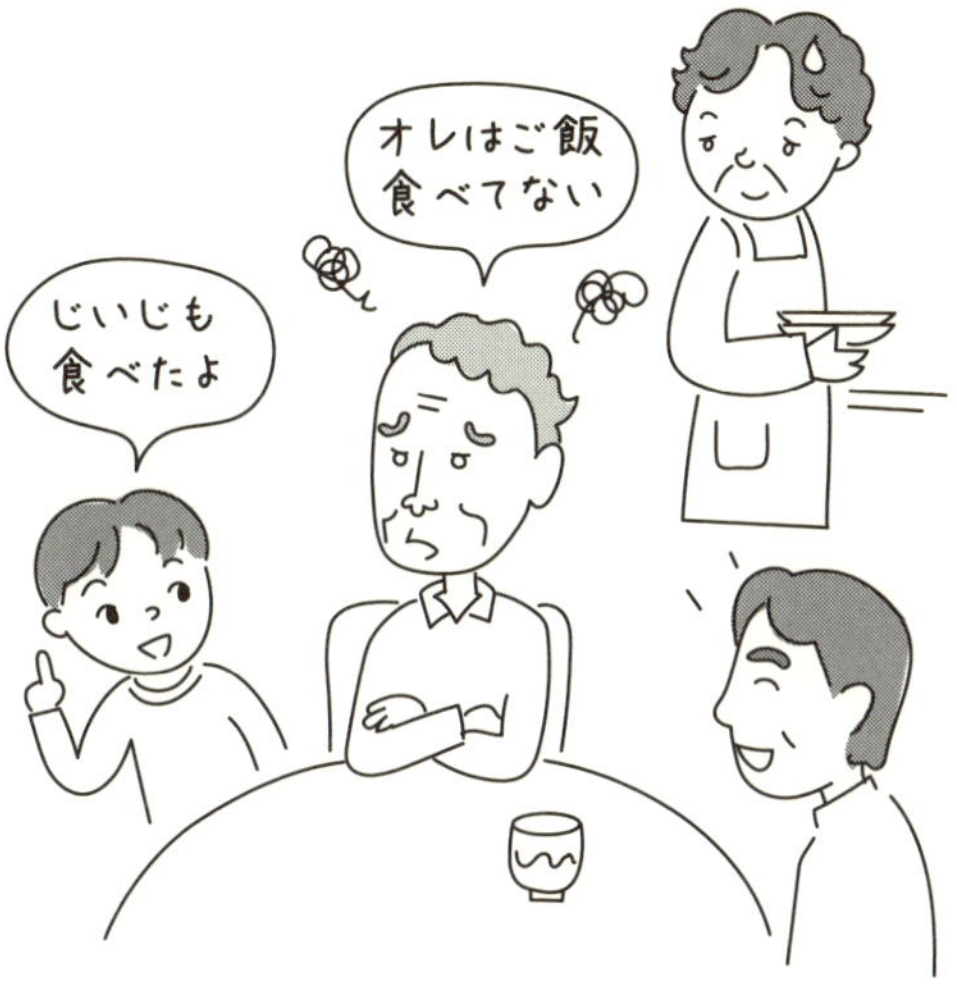

欠です。
進行性のアルツハイマー型認知症の場合、例えば、認知症の初期症状の一つに意欲の低下があります。家に閉じこもりがちになった、整理整頓ができなくなった、身なりに気をつかわなくなった、入浴しなくなった、などがあげられます。
これは、判断力や集中力の低下あるいはストレスによって脳に負担がかかることで、疲れやすくなるのが原因で、その結果、面倒だと感じて何をする気も起こらなくなるのです。意欲の低下は社会活動や運動量の低下を招き、外界からの刺激が少なくなることも相まって、認知症の進行に拍車をかけてしまいます。そのため、叱ったり、発破をかけたりしても、状況が改善するわけではありませんし、むしろ本人は「叱られてばかりいる」と感じ、家族は思うように動けない本人を前に、イライラとした感情を募らせてしまうかもしれません。家族は、この認知症初期の特徴を正しく理解することがケアの成功の鍵です。
実は初期の頃は、自身の変化を最初に感じるのは本人です。「何かおかしいな」と感じつつも、もの忘れや色々なことができなくなったことで、自信を失っている可能性があります。家族や身近な人々は、この本人の心理状況を理解しながら、無理強いをせずに、できることから少しずつ取り組めるようにするのがポイントです。うまくいかない場合は、別の人（家族でも知人でも、本人がその気になるような声がけができる方）から誘ってもらう方法もよいでしょう。成功体験が自信につながり、行動に移せるようになるまで見守ることが鉄則です。

認知症の初期と少し進んだ時期に家族が感じる困りごとには、本人が認知症かもしれないということを認めたがらず受診につなげられない、という状況があります。理由の一つとして考えられることは、自分が認知症と診断されることで現実を知ることが怖いという気持ちの表れかもしれません。この場合は、受診を無理強いせずに、本人が「認知症は怖くない」「今のままでも大丈夫」と思えるように関わりながら、見守る姿勢が必要になります。

また、「物盗られ妄想」も受診につなげられない原因の一つとなり得ます。物盗られ妄想は、大切なものをどこにしまったのか覚えていないという記憶障害を、不安感や喪失感とその方の性格や人間関係を背景にして、誰かに盗られたと思い込むことで取り繕う心理症状です。自分には非がなく認知症であるはずがないと感じているため、受診につながらないのです。そして妄想の対象は身近な家族のことが多く、その結果、家族もとてもつらい思いをします。もし本人がどうしても受診できない場合は、家族だけでも医師や看護師に相談して助言を得ることが可能ですし、「認知症の人や家族の会」などで相談や交流することもよいでしょう。

認知症が進んできた時期になると、少しずつ身の回りのことに介助が必要になってきます。この時期に

図9：介護者のたどる４つの心理的ステップ

第１ステップ **とまどい・否定**

認知症の人の異常な行動に戸惑い、
否定しようとする。
悩みを肉親にも打ち明けられないで
一人で悩む時期もある。

第２ステップ **混乱・怒り・拒絶**

認知症の理解が不十分で、
どう対応してよいかわからず混乱する。
些細なことで腹を立てたり、叱ったりする。
精神的にも身体的にも疲労し、認知症の人を
拒絶しようとする。
医療や福祉サービスなどを利用することで
乗り切ることができる。

第３ステップ **割りきり・あきらめ**

怒ったり、イライラすることは自分に損に
なると思い始め、割り切るようになる。
あきらめの境地に至る。

介護の中で工夫していることは何でしょうか

第４ステップ **受容**

認知症に対する理解が深まる。
あるがままの認知症の人本人を、家族の一員
として受け入れることができるようになる。

介護体験を活かし
他の困っている介護者を支援しましょう

出典：公益社団法人「認知症の人と家族の会」ホームページ

なると、本人はますます不安を感じやすくなりますし、家族は元気だった頃とはずいぶん変わってきた本人を前に戸惑いをおぼえたり、介護そのものに対する困難さを感じたりすることが多くなります。また、一人で家の外に出ていき帰宅できなくなるエピソードや、排泄の後始末がわからなくなり衣類や部屋を汚してしまうことがたび重なると、家族自身が負担感を強く感じ、介護に疲れてしまうことがあります。この時期は、介護保険で利用できるサービスを上手に利用し、医師や看護師、ケアマネジャーへの相談や、「認知症の人と家族の会」などで交流することで、介護技術の腕を上げて介護が楽になり、また心理的な負担感を軽減することができます。

さらに言葉の理解ができなくなることでコミュニケーションが難しくなり、日常生活の全てに介護が必要な状態になる頃には、家族は、自分なりに認知機能障害とうまく付き合う方法を習得して逆に介護が楽になり、心理的に安定していることが多くなるといわれています。

家族が認知症になった時、介護者は四つの心理ステップをたどるとされています。「戸惑い・否定」「混乱・怒り・拒絶」「割りきり・あきらめ」「受容」です。そして「受容」したようにみえても、新たな症状やできごとに直面することで、繰り返し四段階を行き来します。この過程をスムーズに踏むためには、医療や介護の専門家そして周囲の人々が上手に関わりながら、家族の心理状態が今どの段階にいるのか理解し、適切な支援に結び付けることが大切です（図9）。

とはいえ、認知症の症状は、家族や取り巻く人々との関係性によって大きく左右されるため、支援に苦慮することもあります。例えば、介護者が血縁関係にある場合、頭では理解していても心理面が追いついていかず、つい不適切な対応になったり、逆に今の本人の現状を見たくない、認めたくないという心理状態の現れから、関わりが希薄になったりする可能性があります。また、病前から長きにわたってお互いの心理的葛藤が大きい場合などは、一層支援が困難となることもあります。大切なことは、本人の生活背景や家族背景についてある程度の情報を得ないと支援につながらないこともあるため、必要に応じて社会福祉士など福祉の専門家へ相談し助言をもらうことや、地域包括支援センターや行政に相談し、ケア会議などで検討してもらうことです。

ケース⑩ 主たる介護者がお嫁さんである九〇歳代の芳子さん（仮名）

八〇歳代半ばになり、ここ数年でもの忘れがひどくなってきていましたが、当初、芳子さんはもの忘れ外来を受診したがりませんでした。周囲がどうしたものかと思っているうちに、お嫁さんに対する物盗られ妄想が見られるようになり、家族が主治医の内科医に相談し、主治医に説得してもらう形でもの忘れ外来を受診しました。

アルツハイマー型認知症と診断され治療が始まりましたが、本人は、自分は認知症ではないので通院する必要はないと受診を拒んでいました。芳子さんは長年お嫁さんに厳しくいつも悪者にしていたそうです。外来でお会いするお嫁さんは、いつも表情が暗く、問診の時には「つらい」と涙することもありましたが、幸い芳子さん本人がもの忘れ外来の医師を気に入り、通院が継続できるようになりました。やがて介護サービスの利用につなげる時機になりました。しかし初めは本人の拒否が強く、ようやくデイサービスに通うようになったものの、帰宅後は、「嫌がるのに無理やり行かせてなんとひどい嫁だ」と責め立てていたそうです。長男は優しく母親を大事にする人ですが、妻の愚痴は聞いてはくれるものの、介護には全く関わってくれなかったそうです。

芳子さんがもの忘れ外来に通院することで適切な治療を受けることができ、お嫁さんは、医師や看護師から介護への助言を得たり、介護サービスの利用によって介護負担が軽減し自分の時間が持てるようになったりしたことで、表情が明るくなっていきました。現在、芳子さんの認知症は大分進行し、外出するのも一苦労になってきましたが、お嫁さんは芳子さんを見守りながら、家族仲良く暮らしているとのことです。

ケース⑪ 主たる介護者が夫である八〇歳代の和江さん（仮名）

七〇歳代後半の頃、もの忘れがひどいとのことで主治医から紹介され、和江さんはもの忘れ外来を受診しました。アルツハイマー型認知症の診断でしたが、通院当初から夫は和江さんの出来ないことを色々と並べて、困ったものだと話していました。外来ではその都度、病気のことや対応方法について助言しましたが、夫は相変わらず、毎回困った状況を話していました。

和江さんはいつも穏やかでニコニコしていたので、家では夫は困ったなと思いながらもなんとか夫なりに関わっていたのでしょう。同居の息子さんは一度も外来に来たことはなく、また介護にも一切関わっていないとのことでした。

やがて介護サービスを利用するようになりましたが、同時に認知症は進行し、排泄面で介助が必要になっていきました。夫は当初、妻の排泄ケアはできないと、汚れ物の後始末だけされていたようです。夫が主介護者の場合の難しさがありました。

その後、夫が体調を崩したため、現在和江さんはショートステイなどを利用しながら生活されていますが、一家を養っている息子は相変わらず直接的な介護にはノータッチのようです。和江さんは最終的には施設に入所されましたが、このケースは、医療や介護の専門職が関わっていても、夫の心理的な負担感が軽減できているのか、家族支援がうまくいっているのか、その判断が難しいものでした。

介護保険制度と介護予防・日常生活支援総合事業の利用

介護保険制度は、身体の機能や認知機能の低下によって介護が必要になった高齢者を社会全体で支える仕組みです。どのタイプの認知症でも、また進行の程度に関わらず認知症が進んでいても、介護保険制度を上手に利用することで、家族にとっても本人にとっても暮らしやすい毎日にすることができます。また、例えば認知症初期の場合や、身体機能や認知機能が少し衰えて来ても、身の回りのことはまだまだ自分でできる場合、なるべく介護が必要な状態になることを予防したい場合、一人暮らしでの生活支援が必要な状況の場合は、市町村単位で行っている介護予防・日常生活支援総合事業（総合事業）を利用することも可能です。

介護保険制度のサービスを利用したい場合は、要介護認定を受ける必要がありますし、総合事業に基づくサービスを利用する際には、介護認定調査などが必要なことがあります。まずは、市町村の窓口や地域包括支援センターで相談することをおすすめします。

《介護保険のサービスを利用するには》

はじめに、市町村の窓口や地域包括支援センターを通じて要介護認定の申請をする必要があります。その後自宅などを調査員が訪問し、身体機能や認知機能、生活機能を確認して、かかりつけ医からの意見書と合わせて、どの程度の介護が必要かによって七段階の介護度（要支援一、要支援二、要介護一～五）で認定されます。その後、ケアマネジャーに利用計画を立ててもらい、サービスを利用する流れになります。

中には、身体機能や認知機能、生活機能が保たれているためどの介護度にも当てはまらない、「非該当」となる場合もありますが、日常生活支援総合事業を利用することは可能です。

《介護サービスの種類と内容》

大きく、自宅で受けられるサービス、自宅以外の場所で受けるサービス、生活環境を整えるためのサービスの三つに分けられます。多くの場合、デイサービスなど自宅以外の場所で他者と関わることができるサービスは、本人にとって良い効果をもたらすのですが、本人がなかなか自宅から出たがらない場合は、自宅で受けられるサービスを利用した方が良いこともあります。いずれにしても、ケアマネジャーと相談しながら、本人の状態や家族の介護状況に応じて、どのようなサービスを利用したらいいのか、頻度はどうするかなどを決めていきます。

《自宅で受けられるサービス》

○訪問介護（ホームヘルプサービス）……ホームヘルパーなどが自宅を訪問して、掃除や買い物、調理などの生活援助や、排泄《はいせつ》や入浴、衣服の着脱などの身体介護を行います。

○訪問入浴介護……自宅での入浴が困難な場合は、看護師や訪問介護士が自宅内に簡易浴槽を持ち込み、入浴の援助をします。

○**訪問看護**……自宅で病気の療養をしている場合は、看護師や保健師などが自宅を訪問し、医師と連携を取りながら体調の管理や助言を行います。

○**訪問リハビリテーション**……理学療法士や作業療法士が自宅を訪問し、リハビリテーションを行います。

○**居宅療養管理指導**……医師や歯科医師、薬剤師などの専門職が自宅を訪問し、病気の悪化予防や療養上の管理や指導を行います。

《施設に通ってあるいは宿泊して受けるサービス》

○**デイサービス（通所介護）**……食事や入浴、レクリエーションなどのサービスによって、日常生活への支援を行います。この時間は家族にとっては一時的に介護から離れることができるため、用足しや気分転換のために利用することができます。

○**デイケア（通所リハビリテーション）**……主治医の指示が必要ですが、所定の施設で理学療法士や作業療法士によるリハビリテーションを受けることができます。

○**短期入所生活介護（ショートステイ）**……介護老人福祉施設などに短期間入所して、食事や排泄、入浴などの日常生活の支援を受けることができます。介護者が病気になった場合や、冠婚葬祭などで一時的に介護ができなくなった際に利用します。

○短期入所療養介護（医療ショートステイ）……介護老人保健施設などに短期間入所して、医師や看護師の管理のもと、医療や看護、介護、機能訓練などを受けることができます。

○小規模多機能型居宅介護（自宅、通い、宿泊を組み合わせて受けるサービス）……一つの施設が、訪問介護や通所介護サービス、宿泊型の介護サービスを提供するシステムです。本人や家族のその時々の必要状況に合わせて、柔軟に対応することができます。

《施設への入所》

公的施設：社会福祉法人や地方自治体などが運営しています。月額利用料は民間よりも割安ですが、要介護度の重い方や低所得者で在宅介護が困難な方を支援する目的があるため、対象者が限定される傾向があります。

○介護老人福祉施設（特別養護老人ホーム）……常に介護が必要で自宅での生活が難しい方のための施設です。要介護三以上の方が利用できます

○介護老人保健施設……病状が安定している人が、生活支援や身体的な介護、医療、リハビリを受けるための施設で、在宅に戻ることを目的とします。要介護一以上の方が利用できます。

○介護医療院……長期にわたり療養が必要な要介護者のための施設で、医学的管理の下での介護や機能訓練、日常生活上の介護が受けられます。要介護一以上の方が利用できます。

○軽費老人ホーム（ケアハウスなど）……様々な事情で、自宅で生活するのが難しい六〇歳以上の方が

対象です。身の回りのことが自分でできて、共同生活に適応できる方が入居できます。施設によって、要介護一以上が対象となる場合や要介護認定は不要の場合があります。

民間施設：高齢者のニーズに応じて様々なサービスを展開している一方、家賃や食費、入居費を施設ごとに設定できるため、公的施設よりも費用は高くなります。

○介護付き有料老人ホーム、住宅型有料老人ホーム、サービス付き高齢者向け住宅など……介護サービスの有無、食事や清掃などの生活支援や見守りサービスの有無などで違いがあります。要介護認定が必要かどうかは、施設によって異なります。

○グループホーム（認知症対応型共同生活介護）……認知症があり要介護状態の方が、共同生活を営む住居で、家庭的な環境と地域住民との交流のもとで、専門職員による介護を含めた生活支援を受けられる施設です。一ユニット五～九人での共同生活となり、要支援二以上の方が対象となります。

《生活環境を整えるためのサービス》

○福祉用具レンタル・特定福祉用具購入……本人の日常生活への支援や介護者の負担を軽減するために、介護保険を利用して、福祉用具を割安にレンタルや購入ができるサービスです。車椅子や特殊ベッド、ポータブルトイレ、入浴補助用具などが対象になります。

○住宅改修費の支給……自宅での生活を可能にすることや、介護者の負担を軽減する目的で自宅を改修する場合、費用の一部を介護保険から支給するサービスです。自宅内の段差の解消や、お風呂場やトイレなどへの手すりの設置、開き戸から引き戸への取り替えなどが該当します。

《介護予防・日常生活支援総合事業》

身体機能や認知機能が衰えてきた高齢者が、住み慣れた地域でより長く自立して生活できるよう、各市町村が、NPOや民間企業、ボランティアなどと協力して介護予防サービスを行う事業です。

○**介護予防・生活支援サービス事業**……六五歳以上の要支援者が、訪問サービスやデイサービスを利用することで、要介護状態にならないように支援する事業です。

○**一般介護予防事業**……六五歳以上のすべての高齢者が対象で、主に機能訓練を中心とした生活機能の改善と生きがいづくりを重視した介護予防を目的としています。

第7章　認知症は増えているの？

認知症を持っている人々は増えているのでしょうか？　あるいは減っているのでしょうか？

統計によればわが国では認知症を持つ人は増えています。

福岡県にある久山町は、九州大学が一九六一年から、脳卒中、心血管系疾患などに関する疫学研究（ある特定の人間集団の中で見られる健康関連のいろいろなできごとや現象の、起こる頻度や広がりとその要因を明らかにして有効な対策樹立を目指す科学のことをいいます）をしている町で、その成果は世界的に注目されています。久山町研究は認知症についても行われています。全てのタイプの認知症を合わせた有病率（ある一時点で認知症を持っている人の割合）は一九八五年の六・八パーセントから二〇一二年の一一・三パーセントへ、中でもアルツハイマー型認知症は一・五パーセントから七・二パーセントへと大きく増えています。またアルツハイマー型認知症は、発症率（一定期間にどれだけ認知症が発生したかを示す）でも一九八八年の一四・六（対千人・年）から二〇〇二年の二八・二と上昇していました。

久山町研究では、第一に糖尿病の人は認知症、特にアルツハイマー型認知症にかかりやすい（通常の人の二・一倍）ということが、第二に高血圧症の人は血管性認知症に、第三に喫煙者はアルツハイマー型認知症（通常の人の二倍）・血管性認知症（同じく二・九倍）の両者にかかりやすいことが、第四に運動習慣はアルツハイマー型認知症と血管性認知症を四五パーセント減少させることがわかりました。また大豆製品、野菜、海藻類などに加え、乳製品の摂取量が多く、米などの糖質の摂取量が少ない食事パターンが認知症の発症予防によいことも示されました。またこうした予防に有効な食事パターンには果物、イモ類、魚の摂取量が多く、アルコール飲料の摂取量が少ないという傾向を持つこともわかりました。

一方、いくつかの西側諸国（アメリカ合衆国、イギリス、スウェーデン）では、一九八〇年代の半ば以降、認知症の罹患率（年齢構成・性別などを調整した人口あたり認知症を発症する割合）も減少してきていることが知られてきています。その中でアメリカ合衆国の有名なフラミンガム研究を少し紹介します。

この研究は一九七七年から二〇〇八年までの期間を、第一期間は一九七七年から一九八三年まで、第二期間は一九八六年から一九九一年まで、第三期間は一九九二年から一九九八年まで、第四期間は二〇〇四年から二〇〇八年までとし、第一期間を基準として第二〜第四期間の、それぞれの期間ごとの年間当たりの発症率比をみたものです。それによると第二期間から第四期間まで、系統的に全ての認知症において発症率が低下しており、とくに血管性認知症において顕著ですが、アルツハイマー型認知症についても同様に低下していることが示されています。

その低下の程度は若年層に、男性よりも女性に、また高等教育を受けている層に、より大きいことが報告されています。またこの調査時期は、肥満者、高血圧患者が増加している一方、脳卒中や心血管病、心房細動など血管性認知症の原因となる疾患をもつ人が少なかった時期に当たっていたとのことです。なぜ血管性認知症のみならずアルツハイマー型認知症まで、それも女性において減少したのかという確定的な原因は不明とされています。しかしながらきわめて示唆的な結果といえるでしょう。

一方、中国などこれまでは中・低所得国と呼ばれていた国々では、日本と同様に増加していることがわかっています。

こうした各国の研究結果を踏まえ、今や認知症対策はすべての国において最大級に重要な政策課題となっているのです。

認知症の発症に何が関連しているのでしょうか

認知症、とくにアルツハイマー型認知症については、加齢と老化が関係していることは間違いがありません。実際、認知症発症率は年齢とともに上昇します。また一方、認知障害自体は一〇〇歳以上の超高齢者になると六割以上の人にみられるとの報告があります。通常の加齢・老化現象に見られる認知障害とアルツハイマー型認知症の違い、並びに認知症を発症させる原因については、いまだ明らかになっていないと言わざるをえません。

認知症発症に何が関わっているかについて二〇二〇年七月、英国の医学雑誌「ランセット」（以下、「ランセット二〇二〇」と略します）は世界中のデータから一二個の因子（関連因子）を選び、個人の年齢区分（四五歳未満の若年期、四五歳から六五歳未満の中年期、六五歳以上の老年期）ごとにそれぞれを結びつけて検討した論文を掲載しました。これら一二個の因子（関連因子）が発症の四〇パーセントに関連しているとの結果は、それぞれの詳細と併せて世界的に大きな反響を呼びました。なお、ここでいう関連因子とは、診察室で認知症との関係性に気づかれてきた事柄（例えば「喫煙の有無」）のうち、認知症の発症率に影響が認められ、仮にこの事柄が完全になくなった時に認知症の発症がどのくらい減少するかについて、統計学の手法（「因子分析」と言います）を用いて推定が可能なものを指しています。こうして明らかになった関連因子を、年齢構成などを考慮に入れた集団に当てはめ、データ化します。

内容を紹介します。括弧の中の数字は、認知症発症の理論的な減少率を示します。ここでいう「減少率」とは、年齢区分ごとによって明らかになった「関連因子」が仮になくなったときに、将来の認知症の発症をどのくらい減らすことが期待できるか、ということを示します。しかしながら「関連因子」自体が相対的な目安（例えば「教育期間の短かさ」）ですので、減少率自体もおおむねの目安となります。四五歳未満までは教育期間の短かさ（七パーセント）が、四五歳以上六五歳未満では難聴（八パーセント）、頭部外傷（三パーセント）、高血圧症（二パーセント）、過剰飲酒（一パーセント）、肥満（一パーセント）が、六五歳以上では喫煙（五パーセント）、抑うつ（四パーセント）、社会的孤立（四パーセント）、身体不活発（二パーセント）、大気汚染（二パーセント）、糖尿病（一パーセント）が挙げられました。総計四〇パーセントとなります。つまりこれらの関連因子をなくすことで、ある程度の規模の集団では発症を四割減らす可能性があるということになります。あくまで集団における傾向を示すものですし、理論的可能性にとどまりますが、これらの関連因子を減らすこと自体は可能ですので、認知症予防にとっては大事な知見です。残りの六〇パーセントについては今後の検討課題です。

一人一人の認知の障害には「自分史」が反映するのですが、集団でみると、認知の障害には年齢によって関連する因子が違う、いわば集団の歴史が関わっているという点はとても興味深いところです。

先立つ二〇一七年、「ランセット」は同様の趣旨の報告をしています（「ランセット二〇一七」）。その報告では頭部外傷・過剰飲酒・大気汚染の三つは関連因子のなかに含まれていませんでした。二〇一七年から二〇二〇年の三年間に、中国などのいわゆる中・低所得国の研究結果が集約され、それが反映された結果、上記三つが関連因子の中に組み入れられました。同様に今後も研究成果が蓄積されていくにつれ、新たな関連因子が明らかになっていく可能性があります。

これらの関連因子への対策がどのようにして認知症の予防につながるかについて、ランセットは次のように説明しています。――糖尿病への対応、高血圧の治療、頭部外傷の予防、禁煙、大気汚染の減少、中年期の肥満対策、身体不活発の改善や抑うつ状態の軽減、過剰飲酒の回避は脳内の神経の障害を軽くさせることによって、また身体不活発の改善や抑うつ状態の軽減、過剰飲酒の回避、難聴の治療、社会的孤立の解消、教育年数の増加は認知機能の予備力を維持・増加させることによって、認知症の予防につながると。ここでいう「予備力」とは前述した「脳の可塑性《かそせい》」（22ページ）とほぼ同じ意味と考えてよいでしょう。

日本では従来、糖尿病や高血圧症、高コレステロール血症などのいわゆる「生活習慣病」との関連が強調されてきましたが、それは「ランセット二〇二〇」によれば合計しても認知症発症に関連する可能性の大きさは三パーセントにすぎず、高コレステロール血症は記載自体されていません。肥満や喫煙、過剰飲酒など、おおむね個人の習慣と言えるものを合わせても一〇パーセントです。

その他は何らかの社会的背景が関連しているといえます。例えば低学歴、社会的孤立、身体不活発、大気汚染に至っては社会のあり方が大きく関連します。抑うつについても、貧困や差別、職場や家庭内のストレスなど社会的背景や要因の関与が大きいことが知られています。発症に関連する可能性が八パーセントと最も高い難聴の、中年期以降の最多の原因は加齢性です。しかし騒音環境（職場環境など）に長く晒されることによって起こる騒音性難聴も多いのです。

日本でも二〇一八年に国立長寿研究センターの研究者たちが、地域・家庭における人間関係の状況と認知症発症のリスクとの関連性を調査研究した結果が論文に発表されました。それによると、「既婚者である」「家族内で互いに支えあっている」「友人と交流がある」「地域の何らかのグループに参加

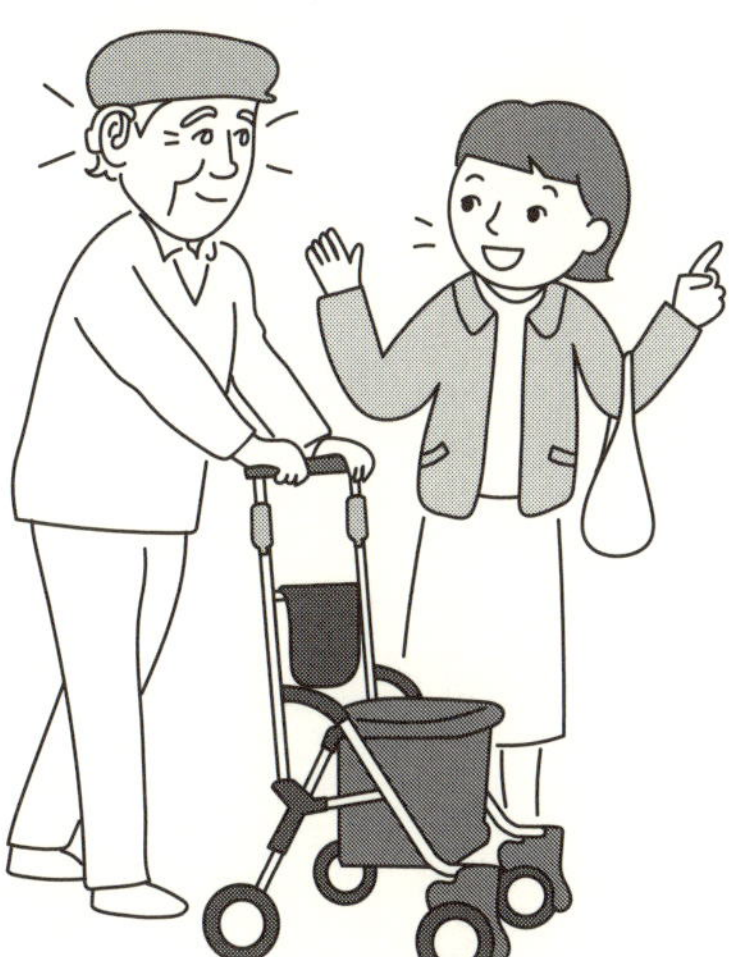

している」「有償労働に従事している」などが関連しており、しかもそれらが重複すればするほど、発症の危険性が減じることがわかったとされています。最大四六パーセントも発症の危険性が減じたとのことでした。

またなぜこうしたことが起こるのかについては、第一に認知の働きが刺激されるためとし、続いて第二にこうした豊富な人間関係の涵養《かんよう》は健康に関係した情報に接しやすくなった結果、健康的な日常生活を送れるようになるためであり、第三によいストレス・マネジメントが図れるようになることなどが要因となると考察しています。これらは「ランセット二〇二〇」では「社会的孤立」「身体不活発」「抑うつ」などに関連するものと思いますが、さらには「喫煙」「過剰飲酒」「肥満」などの健康阻害因子の抑制にも関わるものでしょう。

そのほか、ドイツにおいては心的外傷後ストレス障害（Post-Traumatic Stress Disorder：ＰＴＳＤ）と認知症発症に関連があることが示されています。その研究では、一九二七年生まれの人は第二次世界大戦終了時が一七歳、研究実施時は七九歳となっており、それ以前に生まれた人は戦闘や投獄を経験したため、ＰＴＳＤに苦しむことが多く、それが認知症発症に関連していることが示唆されています。

強いＰＴＳＤは、高齢期に至るまで長期的な影響をもたらし、脳の老化の加速に関連している可能性があるようです。同様の研究は、アメリカにおけるベトナム戦争従軍によるＰＴＳＤが、認知症発症と関連があることを示しています。

「認知症予防」は広く「健康増進」にもつながる

最近、「健康の社会的決定要因」ということが言われるようになってきました。そこでは要因として「社会格差」「交通」「社会排除」「（過剰飲酒を含む）薬物依存」「失業」「幼小児期」「労働」「ソーシャルサポート」加えて「食品」「ストレス」が挙げられています。「ランセット二〇二〇」の一二の関連因子とかなりの部分、重なりあっています。「認知症予防」は広く「健康増進」にもつながるといえます。

これらは貧困と格差とも関連が深いものです。「ランセット二〇二〇」にも生活の中で必要な要求が奪われている人々＝社会的弱者が、健康の棄損と認知症発症の危険性にもっとも強くさらされていることを挙げ、文化的差異を超え、貧困と格差の進行についての政治的変革が重要であると書かれています。

コラム＠診察室

「ランセット二〇二四」から

二〇二四年七月三一日、英国の医学雑誌「ランセット」は「ランセット」常設委員会の名前で、本文中の「ランセット二〇一七」、「ランセット二〇二〇」の新たなバージョンである「ランセット二〇二四」を発表しました。

内容的にはそれまでの二篇の報告を踏まえてはいるのですが、変わっているところ、またさらに深めてあるところも多く、主な内容を追記として書きます。

1　認知症の診断と治療に関わって

古典的なアルツハイマー病に見られる病理所見（ベータ・アミロイド蛋白とタウ蛋白貯留）の意味をアルツハイマー型認知症発症の契機と過程、正常の老化との関係で詳しく紹介しています。検査の方法としてはポジトロンCT（脳内のベータ・アミロイド蛋白の貯留の状態を写真として見える化した検査法）、髄液検査（同じく脊髄液検査結果から推定する方法）、血液検査を紹介し、その意味や限界について解説しています（具体的内容はやや専門的過ぎますので省略します）。

本文でも紹介したベータ・アミロイド蛋白を標的にした新しい治療薬（55ページ参照）についても臨床試験の結果の紹介をしています。試験の結果としては、部分的な改善にとどまっていること、経過中、無視できない副作用が起こる可能性があること、短期的な効果が認められた一方、長期的な効果については不明なこと、薬価が高額なことなどが率直に書かれています。

また従来、有効性が証明されているアセチルコリン分解酵素阻害薬や薬によらないケアの提供が高所得国の国民のみならず、中・低所得国の国民、あるいは高所得国の低所得者などへも公平に提供されているかなど、治療機会の公平性の問題についても触れています。また民族的な多様性についても触れられています。

2 認知症の発症に関わる関連因子について

「ランセット二〇二〇」では一二個（教育期間の短かさ、難聴、頭部外傷、高血圧症、過剰飲酒、肥満、喫煙、抑うつ、社会的孤立、身体不活発、大気汚染、糖尿病）の因子によるものが総計四〇パーセント、発症に関連とあったものが、高ＬＤＬ血症（いわゆる悪玉コレステロール）（七パーセント）、視力喪失（二パーセント）を加えて一四個、総計四五パーセントとなりました。また喫煙、うつ病、肉体的不活発の三因子は六五歳以上の老年期関連から四五〜六四歳に中年期関連へと年齢が早まりました。関連の程度については教育期間の短かさが五パーセントへ、難聴が七パーセントへ減じている一方、糖尿病が二パーセント、社会的孤立は五パーセントと増加しました。

新たに増えた「高ＬＤＬ血症」は五〇歳未満では男性に多く、一方五〇歳以上では女性の頻度が急増し、全体の患者数も日本では女性が男性の約二・五倍となっています。「視力喪失」の原因として最多の白内障は女性に多い病気です（男女比は四：五）。

またこれらの関連因子が発症にどれだけ関係しているかの調査は、対象の多くがボランティアで構成されており、その性質上、最もリスクが高い人々が除外されている問題点が指摘されています。さらに少数民族の人たちの参入が少ない傾向についても同様に指摘されています。実際、それぞれの因子の関連の程度には経済的水準の差異や民族による違いなどが無視できない程度に存在することが知られています。

関連因子を回避するように努力をし健康的な生活を送るようにすると、認知症発症の危険性を下げるだけではなく、仮に発症するとしてもその時期を遅らせ、結果として健康な生活の期間の延長が期待できるとしています。病気を抱えて生きる年数が短くなるため、個人の生活の質の向上に明らかな効果があることを示しています。

関連因子が認知症の発症にどのように関連するかについては、「ランセット二〇二〇」では「脳内の神経の障害を軽くさせる」ことと「認知機能の予備力を維持・増加させる」ことの二点をあげていました。「ランセット二〇二四」ではより具体的に、「脳内血管のダメージを減らす」「認知症関連の病理を減らす」「神経へのストレスと炎症を減らす」「脳内の予備力（脳の可塑性）を増やす」の四点を通じて認知症発症の抑制につながる、としています。

3 関連因子への対応の実際

関連因子への対応と実際の効果について、より詳細な記載となりました。やや長くなりますが、下記の通りです。

①良質な教育をすべての人へ保障し、また中年期においては認知的刺激につながる活動を行うことを奨励する。

②難聴者に補聴器の利用を推奨するとともに、難聴を進行させる有害な騒音への曝露を防止する。

③確実なうつ病治療を推進する。

④身体的接触をともなうスポーツや自転車乗車の際には、頭部保護のためにヘルメットの着用を推奨する。
⑤スポーツや身体活動を積極的に行う人は認知症になりにくいということから、身体活動の実施を推奨する。
⑥禁煙を受け入れやすくするために、禁煙教育すること、たばこの値段について社会的にチェックを行うこと、公共施設内での禁煙のエリアを広げることなどを推進させる。
⑦高血圧の予防と患者対策を強め、降圧目標を四〇歳以降は一三〇ミリ水銀（ミリ水銀は血圧の単位mmHg。ミリメートルエイチジーとも読みます）以下とする。
⑧高LDL（いわゆる悪玉コレステロール）血症への対策を強める。
⑨健康的な体重を維持し、肥満についてはできるだけ早く対応することを糖尿病防止の観点からも推奨する。
⑩アルコールの過剰摂取を防ぐために、社会的にアルコール飲料の価格チェックを行い、ならびに適正飲酒についての啓発を行う。
⑪年齢で差別されず、また豊かな支援機能をもつ地域コミュニティーがある居住環境が優先的に提供される必要がある。同時に他人との共同・共生の取り組みを通じて社会的孤立を防ぐ必要がある。
⑫全ての人に視力検査を保障し、視力低下者には必要な治療を保障する必要がある。

⑬大気汚染への曝露を減じる。

4　ジェンダーと認知症

「ランセット二〇二四」ではこれまでの報告になかった男女の性差ならびにジェンダー・ギャップと認知症の関連について、日本のデータも含めて記載されています。まとめるとジェンダー・ギャップについては国ごとの違いはあるものの教育水準および仕事をする機会ならびにその内容が発症要因に部分的に関与していることが示されています。

第8章　ではどうすればよいのか
――予防と備えを

残念ながら確実な認知症予防法はまだありません。「ランセット二〇二〇」でも明らかになった関連因子は未だ全体の四〇パーセントに過ぎません。

とはいえ西側諸国では認知症の有病率でも発症率でも減少・低下してきていることも事実です。こうした国々での経験に大きなヒントがありそうです。

例えば認知症の中で最も多いアルツハイマー型認知症は女性に多いことが知られています。一方、世界経済フォーラムが二〇二四年六月一二日に発表したジェンダー・ギャップ指数では、日本は一四六か国中一一八位と低位にあり、特に経済分野と政治分野でのスコアが総合順位を引き下げています。個人の生活習慣の見直しと合わせ、こうした社会的問題に関する日本の現状の見直しと改善の課題が重要と考えられます。

個人の範囲で進めることができる生活習慣関連因子については日頃から注意をし、必要な対応・対策を進めましょう。社会的対応が求められる因子については社会のあり方、地域コミュニティーのあり方の全般にわたる変革が必要となります。しかし心がけることで部分的に改善できることも多くあります。そしてそのことは仮に認知症を持つようになっても生活障害を少なくし、楽しく暮らせる条件づくりにもなります。最初に個人として対応可能な関連因子について、対策の要点を以下へ記します。

難聴の予防を　難聴者への支援を

認知症発症に関連した因子の中で最大のものは難聴です。なぜ難聴が認知症発症に関連があるのかの正確で詳細な原因は不明ですが、いくつかの理由については推測が可能です。

一つは脳に入る情報量が減少することです。二つめには難聴者が抱える特有のストレスです。家族や友人、近所の人たちとの間に疎外感を感じる難聴者は多いと思います。また健聴者が難聴者に対して話すときの表情やしゃべり方はどうしても高圧的になりやすいものです。聞き直すことにためらいを感じる難聴者は多いのではないでしょうか。

難聴の原因は多岐にわたりますが、最も多いのは加齢性難聴であり、その次に多いのは騒音環境に長くいたために起こる騒音性難聴です。

加齢性難聴については、予防はできません。しかし補聴器を着けるなどの対応策が有効です。すでに各地で補聴器装着への補助を求める運動が起こっていますが、認知症予防の点からも重要な運動課題と考えられます。なお認知症発症後は補聴器に関わる様々な問題（紛失や破損、音量などの調整不備からくる拒否感など）で装着自体が困難になっていきます。早めの装着が大事です。

騒音性難聴は産業衛生の立場からの予防対策がなにより必要です。騒音から自分の耳を守る、そのための対策をきちんととることがなにより重要です。難聴が起こってからは加齢性難聴と同様、補聴器装着を早めに考えましょう。

私たちは普段から高音域の音に比較して低音域の音の方が聞こえやすい傾向にあります。「普通の声は聞こえないが、ボソボソと言われる悪口（通常は低い声のはずです）はよく聞こえる」と冗談のように言われますが、それは低音域の音の方が、エネルギーが強いためと説明されています。実際に聴力検査では高音域から聴力が低下していき、低音域は残っていることがよく認められます。難聴者に話しかける時には口元をみせて、いつもより少しだけ低音域の声を出すようにしてみましょう。

私たちが相互にコミュニケーションを取る時には、耳に入ってくる言葉だけではなく、相手の顔の表情や声の調子、言葉の速度、仕草などいわゆる「非言語的コミュニケーション手段」からも多くの情報を得ています。また場面の理解（「こ

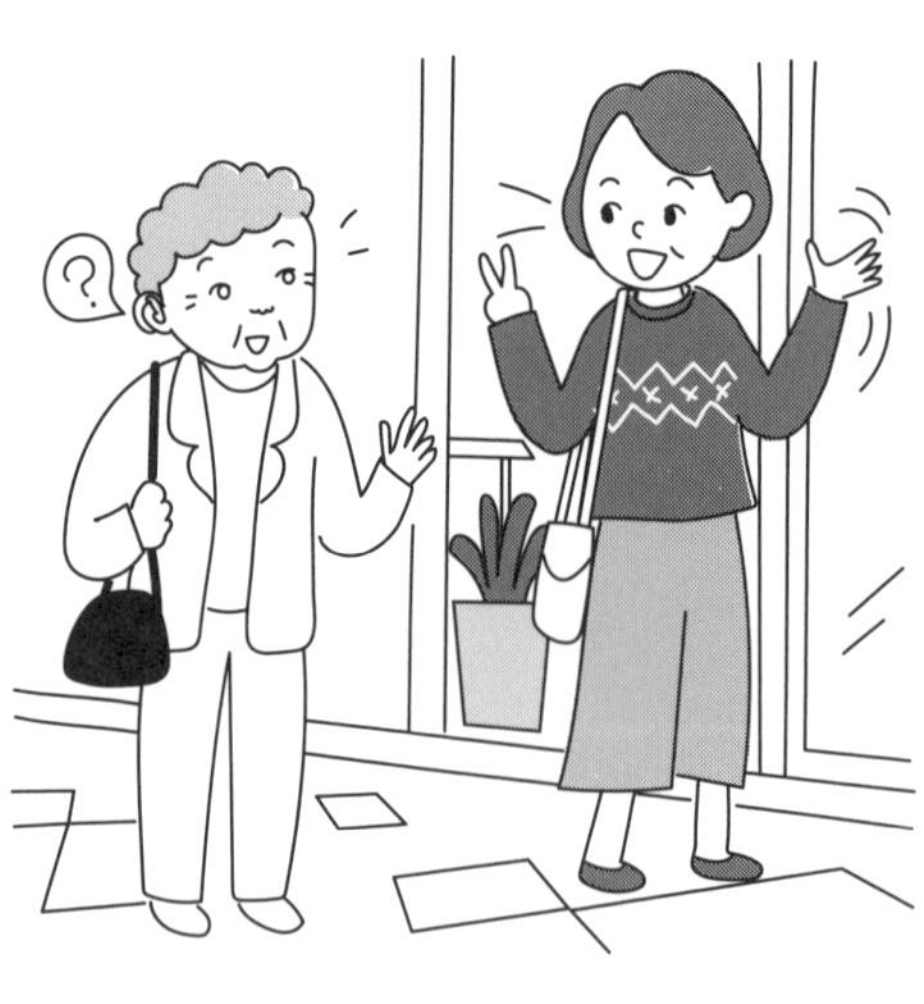

うした場面ではどんな話題になりそうなのか、あらかじめわかっている」こと）もコミュニケーションの手助けになります。難聴者は耳からの情報が制限されるので、その分、こうした事柄に大変敏感です。家族や支援者はこれらのことを理解、活用しながら対応する必要があります。難聴からくるストレスを緩和するために、難聴者に話しかける時にはゆったりとした表情と声で、ときには手ぶりも交えながら相手の顔に正対してゆっくりとした話し方をしましょう。

頭のケガに注意を

頭のケガが認知症の発症に関連することがあります。この場合の頭のケガは中年期に起こるケガとなっています。原因としては交通事故や労働災害、そしてスポーツ外傷（ボクシング、乗馬、その他のレクリエーションとしてのスポーツ）、戦傷、銃器外傷、転落などです。こうした頭のケガについて、ランセット二〇二〇は、軽傷（脳震盪《のうしんとう》）、重傷（頭蓋骨骨折、脳浮腫、実質損傷、脳出血）とに分けています。そして後者の場合は一回の受傷でも、前者の場合には複数回の受傷後に、比較的若く認知症を発症することが知られています。

スポーツ競技中はヘルメットやヘッドギアの着用など頭部を守るための対応が重要です。スポーツ外傷で特に問題になるのは頭部打撲の際に起こる脳震盪です。脳震盪を起こしたらすぐに競技から抜け、二四～四八時間の安静の後、一週間かけてのリハビリテーション・プログラムを実施した上で競技復帰が勧められています。

交通事故についてはその事故そのものを起こりにくくする安全対策の強化が、交通・道路行政上、必要となります。自転車専用道路の整備、歩行者の安全確保対策の強化も、引き続き重要でしょう。自転車やバイクでの通行時のヘルメットの着用は必須です。

過労状態は労働者の注意力と集中力を低下させ、労働災害が起こりやすくなる危険性を高めます。労働災害防止の観点からも過重労働を「しない・させない」ことが重要です。また併せて作業管理・作業環境管理を労働者の安全と健康を守る観点から強化する必要もあります。

ドイツやアメリカでは、第二次世界大戦・朝鮮戦争・ベトナム戦争時の頭部への戦傷被害と認知症発症の関係が検証され、一定の因果関係が認められています。平和の課題も認知症予防への重要なテーマの一つです。

喫煙や飲酒などの生活習慣の改善を

喫煙は、そもそも健康への影響一般としてみても、全くよいところがありません。心臓病や肺がんなどのがん性疾患に深く関連しており、直接命に関わる危険な習慣であり依存です。また喫煙者に多い肺気腫という病気は、咳や痰が増えるのみならず、肺からの酸素の取り入れを邪魔し、体の中からの炭酸ガスの排出を抑えるという、本人にとってとても苦しい病気で、人生の質を大きく落とします。こうした問題を持っている喫煙は同時に認知症発症の関連因子でもあります。喫煙をしている方には本格的に禁煙を考えてみることを強くお勧めします。

飲酒は過剰飲酒が問題とされています。「ランセット二〇二〇」では、適量はアルコール量に換算して一週あたり一六八グラム（二一単位）とされています。日本人は元々、欧米人と比較するとアルコールに対しては弱いとされており、厚生労働省による適量は同じくアルコール量に換算して一週あたり一〇〇グラム以内となっています。

加えて一週に二日間は飲酒しない日（いわゆる「休肝日」）をつくるとよいでしょう。しかしアルコールによる反応は個人差が大きいのも特徴で、上記は一つの目安と考えるべきです。

実際に計算してみましょう。例えばアルコール濃度五パーセントのビール五〇〇ミリリットルの場合は次のようになります。

五〇〇（ミリリットル）×〇・〇五×〇・八＝二〇グラム

一三パーセントのワインや日本酒であれば

二〇〇（ミリリットル）×〇・一三×〇・八＝二〇・八グラム

二〇パーセントの焼酎であれば

一二〇（ミリリットル）×〇・二×〇・八＝一九・二グラム

なお〇・八とはアルコールの比重です。一日あたりの適量とはこのくらいの量であり、かつ週に二日、休肝日をつくるとおおむね、一週あたりの適正飲酒の範囲に収まります。通常、飲料のアルコール濃度は容積比を示していますので比重の〇・八をかけて重量に変換させるのです。

糖尿病・高血圧症は適切な管理を――運動不足や肥満にも注意

糖尿病や高血圧症などのいわゆる生活習慣病は、動脈硬化症などの血管病を引き起こし、認知症では血管性認知症の直接的な関連因子となる病気ですが、第7章で紹介した久山町研究によれば、アルツハイマー型認知症についても関連が指摘されています。

糖尿病の有病率は、アメリカのワシントン大学の保健指標評価研究所では二〇二一年時点で世界の六五歳以上人口の二〇パーセント以上、七五～七九歳人口の二四・四パーセントとなっています。一方、高血圧症の有病率は、厚生労働省の二〇一九年の統計によれば男性は五六・一パーセント、女性は四一・七パーセント、実に全人口の四七・七パーセントとなっています。

両者とも治療の対象となる病気で、薬物治療と生活改善がその内容となります。薬物治療については、軽症から重症まで広く対象にした、さまざまな種類の薬が開発されており、今日、治療成績は大きく改善されてきています。ただ治療の結果、低血糖になったり、あるいは血圧が下がり過ぎて具合が悪くなったりなど、薬による過剰な効果や反応を放置すると、かえって認知機能にマイナスの影響が出ることが指摘されています。それを防ぐためには血糖や血圧についての自己管理に可能な範囲で取り組むことと、生活改善についても積極的に行うことが大切です。

この場合の生活改善の要点は適正な体重の維持、適正な食物の摂取、運動習慣の導入にあります。適正な体重の目安に使われるのはＢＭＩ（Body Mass Index）という数字です。それは次の式で表される数字です。

ＢＭＩ＝体重（キログラム）÷身長（メートル）÷身長（メートル）

一般に六九歳までの成人は二二が、七〇歳以上では二三が望ましいと言われています。また二五以上は肥満、特に三〇以上は高度肥満に該当します。一方、一八以下は痩せとなります。認知症との関連では肥満が関連因子の中の一つになっています。

なお肥満を解消するためのダイエットを考える際に、注意しなければならない点が二つあります。その一つは体重減少のスピードです。早すぎるダイエットはお勧めしません。体重の五パーセントを六か月から一年かけてゆっくり減らすことが推奨されています。二つめは、運動習慣を組み合わせることが大事ということです。ダイエットは脂肪組織のみならず筋肉にも影響が及びます。筋肉はエネルギー源を使う工場に例えられます。筋肉が痩せてしまったのではダイエットの目的が台無しになりかねません。適切な運動習慣を取り入れることが強く勧められます。

適切な食事という点では、世界保健機関（ＷＨＯ）は地中海食を推薦しています。地中海食とは元々、イタリアやギリシャ、スペインなど地中海沿岸の国々の人々が食べている伝統的な料理を指しています。その特性として、①果物や野菜を豊富に使用する、②乳製品や肉よりも魚を多く使う、③オリーブオイル、ナッツ、豆類、全粒粉など未精製の穀物を多く使うなどが挙げられています。なお食事と一緒に適量の赤

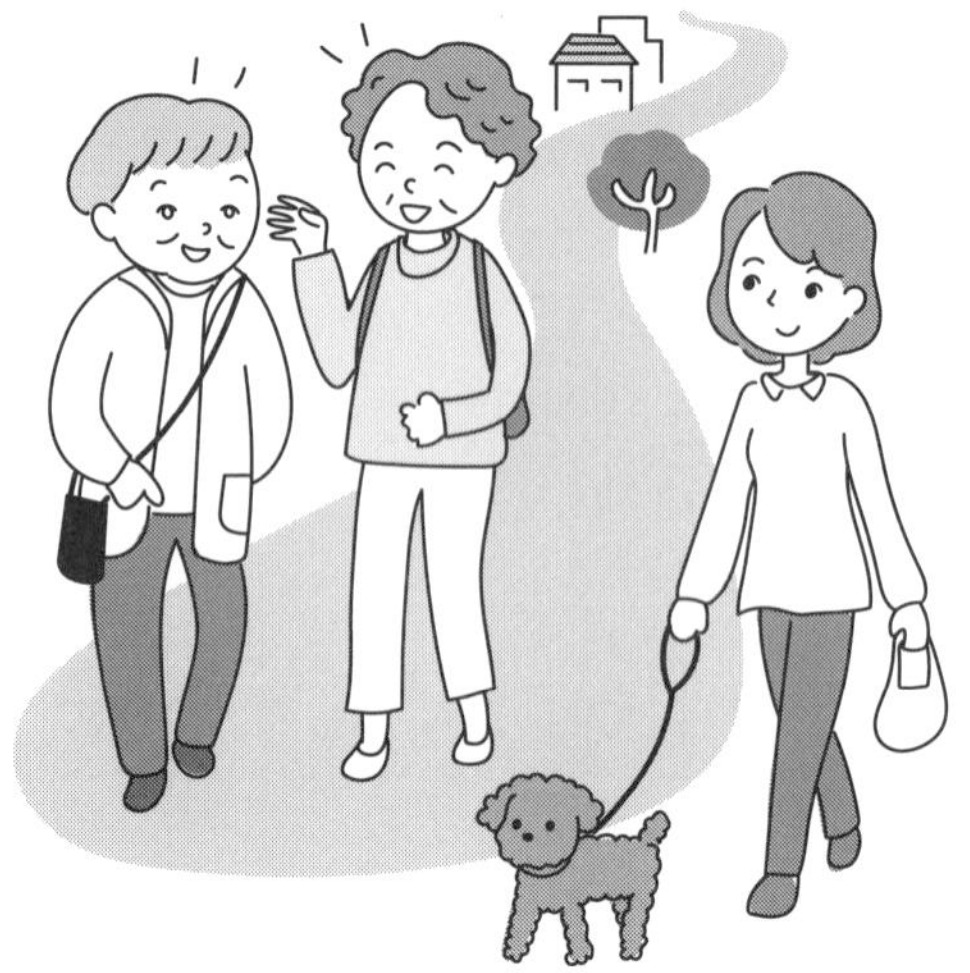

ワインを飲むことも挙げられていますが、前述したようにアルコール摂取については個人差が大きい上に、「適量」ということが欧米人と日本人では異なっており、全ての人に勧められるものではないと考えています。伝統的な和食もよいと思いますが、塩分がやや多いこと、砂糖を使う機会が多いことが指摘されています。なお地中海食の考え方には食材の内容とともに食べ方（会話を楽しみながら楽しく食べる）、スポーツやダンス、散歩などの運動を実践することも含まれており、その点の指摘も重要です。

こうしてダイエットや食事の中身にとどまらず、広く生活改善を考える時には運動習慣づくりも肝要とされています。

運動には有酸素運動、筋肉トレーニング、ストレッチ運動の三種類があります。有酸素運動とは体のエンジンの役割をしている心臓と、エネルギーを燃やすための酸素を取り込み、要らなくなった二酸化炭素を体外に吐き出す肺の二つを鍛錬する運動のことです。息ごらえをせずに一定時間、継続できる運動種類がその対象となります。具体的にはウオーキング、サイクリング、スイミング、太極拳などが挙げられます。

筋肉トレーニングとは文字通り、筋肉を鍛える運動です。筋肉は体の中でエネルギーを燃やす工場に例えられます。筋肉が弱くなるとエネルギー消費量が減り、結局内臓や四肢の皮下脂肪のもとになる余分なエネルギー源（血糖など）が増えて肥満の原因となります。また筋肉トレーニングによってできあがった筋肉の「鎧」は骨折などの予防に役立ちます。

ストレッチ運動は関節と筋肉・腱の柔軟性を強める運動です。ケガをしにくい体にすることと合わせ、筋肉の緊張による痛み（肩こりや緊張型頭痛など）の緩和に役立ちます。

健康増進、ひいては認知症予防のための運動習慣としては有酸素運動を特にお勧めします。週三回以上、一回二〇分程度の運動がよいでしょう。毎日運動するなら一回の運動時間を短縮することもできます。望ましい運動の強さは自覚的には「楽である」（最大の運動強度のおよそ六〇パーセント）から「ややきつい」（同じく七〇パーセント）くらいがおすすめです。客観的な目安には脈拍数が使われます。例えば最大運動強度の六〇パーセントの運動強度の場合の脈拍数は次の式で表されます。

六〇パーセント運動時心拍数＝安静時心拍数＋（最大強度運動時心拍数－安静時心拍数）×〇・六

最大強度運動時心拍数≒二二〇－年齢

前記を代入すると

六〇パーセント運動時心拍数＝一三二－〇・六×年齢＋〇・四×安静時心拍数

となります。例えば六〇歳の人で安静時の心拍数六〇／分の場合、六〇パーセント運動強度時心拍数は一二〇／分となります。同じく七〇／分であれば一二四／分となります。

一方、国立長寿研究医療センターではＭＣＩ（軽度認知障害：認知症の前段階とされている状態）の方々のために「コグニサイズ」という認知と運動を組み合わせたプログラムをつくっています。とても参考になる内容ですが、日常生活に取り入れるには中々、難しいかもしれません。

抑うつ、PTSDなど、精神心理的な問題への対応

抑うつは「ランセット二〇二〇」によれば、脳の神経の障害を招き、また認知機能の予備力（「脳の可《か》塑《そ》性《せい》」とほぼ同じ意味です）を低下させることによって認知症をもたらす、とされています。心的外傷後ストレス障害（ＰＴＳＤ）もおそらく同様だと思われます。抑うつは原因の不明ないわゆる「うつ病」もありますが、置かれた環境によって起こる気分障害としての抑うつの方が多く、ＰＴＳＤに至っては全例が環境要因によってもたらされる状態です。

抑うつの発現には、貧困や差別、職場や家庭内のストレスなど社会的背景や要因が関係していることが多く、具体的には大切な人の死や離別、仕事や財産・健康など大切にしていたものを失う、人間関係のトラブル、職場や家庭環境の激変などが挙げられています。

両者とも医療的ケアが必要ですが、薬物的ケアと非薬物的ケアの両方の対応が望まれています。その意味では非薬物的ケアとして環境要因の改善、周囲の人の本人への対応の見直しなどが求められます。

必要にして十分な睡眠の確保を

神経細胞の活動の結果によって出される、いわばゴミともいわれるベータ・アミロイド蛋白《たんぱく》は、睡眠をとっている間に洗い出しと排泄《はいせつ》が行われます。しかし睡眠はそれ以外にも記憶・学習にとって大事な役割を果たしていることが次第にわかってきました。それは「記憶の固定化」という役割です。

睡眠は脳と身体の状態によってレム睡眠とノンレム（「レム」ではない、という意味です）睡眠の二つに分類されています。レムとはRapid Eye Movement＝ＲＥＭのことです。その睡眠に入ると目がしきりに動いているのが瞼を通して見えることから名づけられました。レム睡眠に入ると脳は活発に働き、人はストーリーのある夢をみます。

一方、しきりに動く目とは対照的に手足・体は動きません。体が最も休まる時間ともいえます。こうして夢の中のストーリーが手足・体の動きに反映しないようになっています。ちなみにレビー小体型認知症では夢の中のストーリーが手足・体の動きに反映し、そのため手足をばたつかせたり、会話のような寝言を言ったりします。こうしたことをレム睡眠行動障害と私たちは呼んでいます。

ノンレム睡眠は脳が休息している睡眠と考えられています。ノンレム睡眠は深さの点からＮ１、Ｎ２、Ｎ３の三つの相に分けられています。Ｎ１、Ｎ２相が浅い眠りにあたり、Ｎ３が深い眠りにあたります。睡眠に入るとノンレム睡眠から始まり、Ｎ１、Ｎ２、Ｎ３相へと深くなってのち、浅くなってレム睡眠へと移行します。こうした九〇分くらいのサイクルが一晩に三～五回繰り返されます。また一晩の睡眠の前半はN3相の深い眠りが多く、後半になってレム睡眠が増えていき、朝の目覚めにつながっていきます。

ノンレム睡眠の時にも光や音など感覚的な夢を見ますが、主としてストーリーのあるレム睡眠時の夢を通じて記憶の定着や整理がなされ、記憶の固定化が行われていると考えられています。認知障害の中で最も重要な部分を占める記憶に関わって、睡眠は重要な役割を果たしています。睡眠の長さと質が問題となる所以《ゆえん》です。

睡眠の長さ＝睡眠時間については、複数の研究から七時間前後の睡眠時間の人が、生活習慣病やうつ病の発症および死亡に至る危険性が最も低く、これより長い睡眠、短い睡眠のいずれもこれらの危険性を増加させることが明らかになっています。しかし実際には個人差があり、前記の時間は平均として考えるべきでしょう。また年齢や日中の活動量（記憶・学習の量も含めて）によっても異なります。

加齢が進むと徐々に早寝早起きの傾向が強まり、生活スタイルが朝型化することがわかっています。こうした傾向は特に男性で強く、適切な睡眠習慣を考える上で、年代別・性別への配慮が必要です。米国のワトソン氏らによる米国睡眠学会の共同声明では六～八時間の睡眠時間を核としながら、成人世代では長めの睡眠時間（～一〇時間）、高齢者世代では短めの睡眠時間（五時間～）も許容されています。

睡眠の質に関わる要素は様々あり、一概には言えませんが、目覚めた時に睡眠休養感（「睡眠で休養が取れた」という感覚）があるかどうかによって判断することがよいとされています。目覚めた時の感覚から前夜の睡眠の摂り方について振り返ることが質の改善につながります。

アルコールを多めに口にした時は浅い睡眠になりやすく、早く目が覚めてしまいます。睡眠時間の短縮ということもありますが、睡眠の質という点からも問題です。疲労感は一般に眠気をもたらしますが、過度の疲労の蓄積は不眠の原因となります。

従来からわが国では労働者の過労死・過労自殺が問題にされてきましたが、十分な対策が取られないままになっていました。過労死・過労自殺の原因の一つに過重労働による睡眠障害があります。労働者に良質で十分な量の睡眠時間を保障することは、過労死・過労自殺予防の一助になると同時に、将来起こりうる認知障害の有無とその程度にも影響をもたらすものとして重視して取り組むべきです。特に二〇二四年四月から始まった「働き方改革」の対象である医師や運輸労働者の「働き方」の課題の一つが、一定の時間のまとまった休息や睡眠をとれるかどうか、ということです。この問題は夜勤労働者、交代勤務の労働者にも共通の課題のはずです。現場のみならず、社会的に解決するべき問題です。

周囲の人たちとの交流を通じて、活動的な日々を過ごしましょう

「社会的孤立」は、関連因子の中ではその重要性が一層、認識されている分野です。「ランセット二〇二〇」に先立つ「ランセット二〇一七」では二パーセントでしたが、「ランセット二〇二〇」では四パーセントと一挙に二倍になりました。特に、我が国では「社会的孤立」の課題は深刻な状況にあります。OECD（経済協力開発機構）加盟二一か国中、日本は友人や同僚と過ごすことは「まれ」あるいは「ない」

と回答した割合が下から二番めに高く、「社会的孤立」が進んでいることを示しています。女性より男性の方が顕著です。

この傾向は高齢者世帯における一人世帯（二八・八パーセント：二〇一九年）、夫婦二人世帯（三二・三パーセント：同年）が増えて合わせて五〇パーセントを超えてきている現状を考えると、今後ますます強まっていくでしょう。

周囲の人たち（スマートフォンやパソコンなどのデジタル技術の活用も含めて）との交流を日頃から強め、孤立化を防ぐこと、趣味や興味を活《い》かし、様々なグループや個人と一緒に活動をすること、外出の機会を増やし、いろいろなものごとの経験をすることなどがことのほか、大事です。また身近に孤立している人がいれば積極的な声がけ、お誘いをしてみましょう。

こうしたことが結局、「身体不活発」の予防ともなり、また認知症を持つ状態になった時の備えにもなると言われています。

これらの関連因子以外にも「教育期間の短かさ」「大気汚染」の二項目がありますが、この二つは社会のあり方に直接、依拠した因子です。格差や貧困への必要な配慮が行き届いた、安全で健康な社会づくりによってはじめて実現できるものです。

第9章　ジェンダーと認知症

ジェンダーとは、人間の生物学的な性別とは区別された社会的・文化的につくられた性差のことを指します。「男性は外で働き、女性は家事を受け持つもの」「会社の受付は女性がよい」など、男女の在り方に関する社会通念ともいえるかもしれません。このジェンダーの問題は認知症を持っている方々にも様々な形で影響をもたらしています。日常の認知症診療ならびにケアの現場でもこの問題は光と影をもたらしているように感じます。診察室で経験した事例を紹介します。

ケース⑫　七〇歳代半ばのアルツハイマー型認知症の明さん（仮名）

明さんはこれまで営業職の幹部として長く働いてきました。会社では切れ者で通っていたそうです。明さんがもの忘れをするようになったのは六〇歳代半ばで定年退職してから二年が経過した時でした。

会社員だった頃は連日の残業に加え、営業職のために接待も多く、それは休日にも及んでいました。自分の健康に気を配る余裕もなく、健康診断では高血圧症が指摘されていましたが放置、また飲酒の量も次第に増えていきました。喫煙も悪いとは思いながらもやめられずにいました。家庭のことを考える余裕もない中で、子育てや家事は全て妻に任せっきりにしていました。五〇代後半になって職場の上司が女性になり、彼に代表される働き方の見直しがされる中で段々とやる気も失せることになってしまいました。仕事上の目標も見失うようになっていきました。

定年を迎え、気がつくと家にも自分のいる場所がありません。住んでいる住宅団地の中にも友人や知り合いは全くいません。もちろん仕事ばかりしていたため、打ち込んでいる趣味もありません。

家には、五年前に実家から転居してきた彼自身の両親が一緒に暮らしています。妻は子育てが終了した後も、同居している明さんの両親の世話をしなければなりませんでした。最近はパートの仕事もしています。彼女は明さんが定年を迎えたら、彼の両親の世話については夫婦で一緒にするつもりでいましたが、肝心の明さんには残念ながらその気配すらありません。そのうち明さんの両親に認知症の診断がされ、さらに明さん自身にも意欲の低下と日常のもの忘れが見え始めました。妻は明さんを説得し、もの忘れ外来を受診してもらいました。その結果、明さんには初期のアルツハイマー型認知症の診断が下されました。

結局、妻は日常の家事に加え、明さんの両親、明さん自身の認知症の介護も考えなくてはなりません。とりあえずパートの仕事はやめようと思いました。

ケース⑬

六〇歳代半ばの若年性認知症の優子さん（仮名）

優子さんは夫と二人暮らしです。これまで日頃の家事をこなしながら、パートの仕事も元気に頑張ってきました。その彼女がもの忘れとうまく言葉が話せなくなる症状を覚えたのは、つい一年前でした。外来での検査で語減少型失語症を伴う若年性認知症と診断され、以来通院と薬、また介護保険サービスを受けるようになりました。しかしこのところ、いつも一緒に外来にくる夫の顔色が冴えません。

そこで「どうかされましたか?」と聞いてみました。すると彼は疲れた表情でこう答えました。

「妻が何もしません。また話しかけても答えてくれません。着替えから入浴の世話、食事の支度から何から何までしてあげなければならないのです。またしてあげても感謝の言葉も返ってきません。ほとほと疲れました」。

「そうですか……おつらいですね。奥さんが認知症になられる前はあなたはどういう生活のパターンでおられたのですか?」

「はい、デスクワークの仕事をしていました。妻も働いていたので家事はずいぶん手伝っていたつもりです」。

「そうですか……」

「家事を全部、そして妻の介護も全て自分がやるとなると、こんなに大変だとは思わなかったです」。

「では老人ホームなどを考えるのはどうですか?」

「妻のパート収入がなくなった今、経済的にも苦しくて、とても老人ホームに二人して入る余裕はありません」。

ここで問題となってくるのはいわゆる「性別役割分業」、とくに(家庭内)ケア労働におけるジェンダー問題です。通常、認知症を持っているのが夫で介護者が妻の場合は、従来担っていたケア労働にさらに「量的」負荷が加わることになります。認知症を持っているのが妻で介護者が夫の場合は、夫にはこれまでしていた対外的な有償労働から無償のケア労働へと「質的」転換が求められることになります。

性別役割分業とは
——公的領域と私的領域、有償労働と無償労働

明治時代以来、日本では子育てを含む家庭内ケア労働は主として女性が負ってきました。こうした家庭内「性別役割分業」は、社会的なジェンダー規範としての「性別役割分業」が家庭内に持ち込まれたもの

といえます。性別役割分業とは、生物学的な身体性に関する男女差や母性に関する性差を、宗教的教義や社会的条件（文化を含む）が拡大させる中で生じたものです。

わが国では現在の「家」制度の根幹がつくられたのは、明治期の一八九八年の民法施行に遡《さかのぼ》ります。その内容は、当時の天皇絶対の社会制度とも矛盾しない、父が家を支配する、いわゆる「古典型家父長制」概念にもとづく「家制度」が中心的なものでした。そこでは夫や、舅・姑、子どもに対する家庭内ケア労働は、母、妻（嫁）、娘など女性が主として担い、対外的有償労働は父、夫、息子など男性が受け持つ、三世代同居型・性別役割分業が典型的「よき家庭」とされていました。こうした家族形態は、やがて戦争になだれをうって向かっていった戦前の日本の軍事化とも親和性があったともいえます。

第二次世界大戦後、日本国憲法の制定に伴って絶対主義の天皇制が象徴天皇制に変わり、また「家制度」も建前としてはなくなり、家族のあり方は近代的な「両性の平等」原則へと変わりました。しかし日本国憲法に象徴される社会の民主化も、社会的にいきわたっていたジェンダー規範の領域では簡単には変わりません。戦後の歴代の保守政権の元で女性差別の制度が数多く残されたこともあって、実生活では男性中心の企業のあり方は続き、家庭生活でも夫のことを妻が「主人」と呼ぶことに象徴されるような男性＝稼ぎ手を中心としたあり方が長く残ることになりました。

戦後一〇年を経たころから日本は高度経済成長期に入ります。経済成長を高い水準で維持するため、男性（夫）に対しては過重な企業内労働が課せられ、またそれが可能になるよう、女性（妻）に対しては家庭内で育児・家事・親の世話などの一切が課せられるようになりました。これは「日本型福祉社会」と言われ、保守政権はわが国における福祉のあり方の根幹にあたるものとして以降、基本的にこうしたあり方の維持と強化を図りました。

「性別役割分業」は政治の中では「公私二元論」として展開されました。「公私二元論」とは人間の活動の場を「公的領域」と「私的領域」に分ける考え方です。有償労働としての「公的領域」における活動は、政治的意思決定を通じた権力行使の対象となりますが、「私的領域」における活動は政治的介入の対象から除外されてしまいます。

「性別役割分業」の中で「私的領域」に閉じ込められ、主として「家」内部のケア労働を担う女性は社会的・政治的に自律・自立した主体とは長い間、みなされませんでした。女性は夫、子ども、夫あるいは自らの両親へのケアの大部分を担ってきましたが、「私的領域」であるために国は家庭内労働であるケアに対しては必要な社会的支出・対応をしないまま放置してきたのです。

しかしバブル崩壊後の一九九〇年代半ば以降、新自由主義的経済政策が進捗し、近年、大量のパート労働者や派遣労働者など非正規労働者が生みだされることとなり、その多くが女性でした。女性にとってはそれまでの無償の家庭内ケア労働に有償労働が加わって二重の労働負担となったのです。

国際社会調査プログラム（ＩＳＳＰ）二〇一二年調査データからは日本の男性と女性の家事労働時間と有償労働時間に関する現代的な状況がわかります。男性では週に四〇時間以上働くフルタイム労働者が多く、その家事労働時間は概して短いのです。それに対して、女性は家事労働時間も、有償労働時間も非常にばらつきが大きいのですが、概して家事労働時間は男性を大きく上回っています。結果として、パートタイム労働に従事しながら、長時間の家事労働をこなす女性の場合には実に週一〇〇時間近い労働を行っていることとなっています。

家庭内のケア労働は主として女性が担い、一方有償労働は男性が中心に担うという「性別役割分業」の中では、夫婦どちらかが認知症を持つようになった時、ケアを担うパートナーへかかってくる負担は、心理的側面も含めて女性と男性では異なっています。とくに男性においては、ケア労働の実践と合わせて、「これまであまりしてこなかったケアに関わらなければならない」という心理的葛藤からの不安やストレスをもたらすことになります。

日頃から夫婦の間で家庭内ケア労働（子育てや介護労働）や家事労働における役割について議論し、相互に分担し合うことが必要です。また有償労働についても夫婦の間でそれぞれを尊重し合うことが重要でしょう。

男性の育児休業や休暇・介護休業や休暇の取得を社会的にも進めることが大事です。こうした家庭内ケア労働を社会的に保障していくことも重要です。

「介護の社会化」を掲げて発足した介護保険制度は次第に圧縮・削減されています。介護保険制度の充実も重要な課題です。

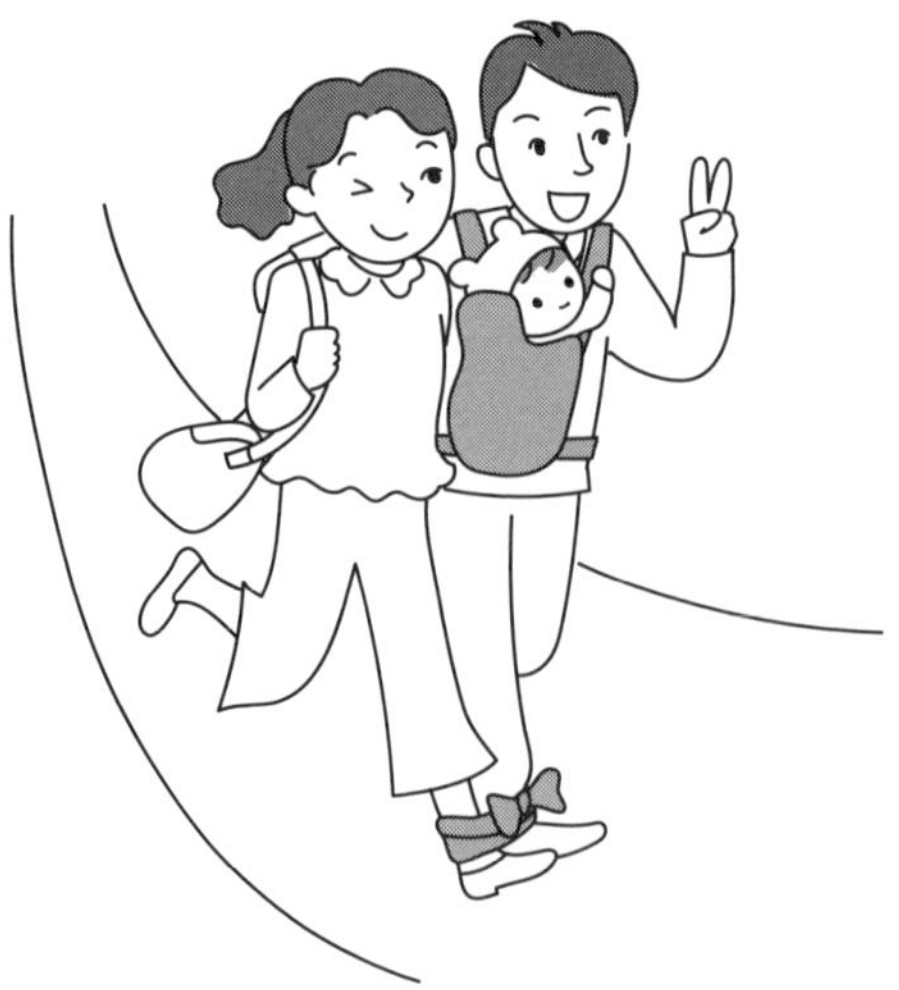

図 10：アルツハイマー型認知症の性別・年齢別有病率

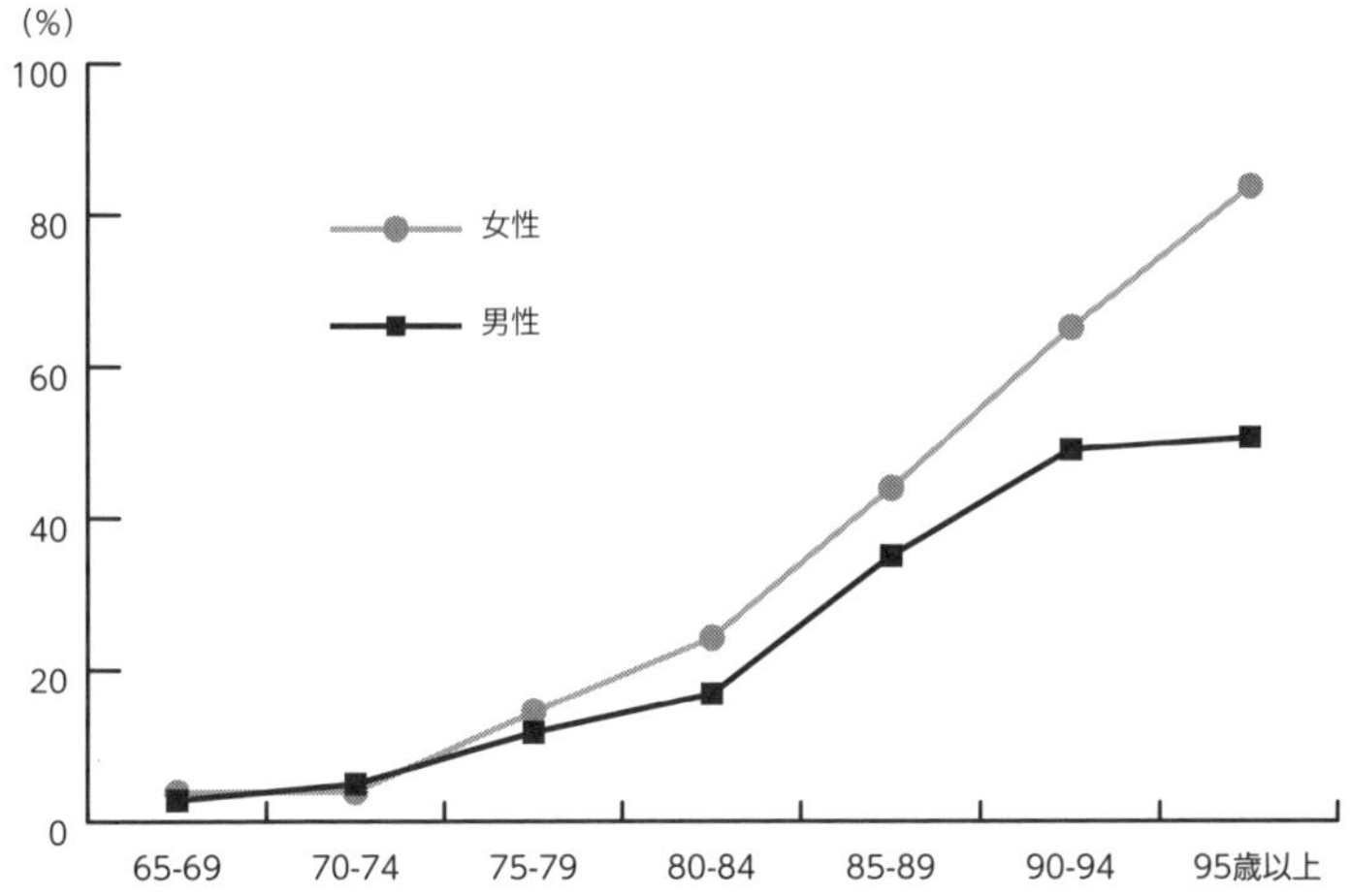

出典：厚生労働科学研究費　認知症対策総合事業報告書

今や認知症は女性に多くなっています

認知症はジェンダー問題の角度からも考えるべきと思っています。それはこれまで上げたような認知症のケアにおける問題が一つありますが、もう一つはジェンダー規範が認知症の発症に与える影響もあると思うからです。

従来から、女性はひとの心を読むのは得意ですが、理論的に考えたり、交渉したりはむしろ不得意であり、その方面や分野は男性に任せるべき、という誤ったジェンダー規範がありました。そのため、女性が医師などの高度な専門職や企業・各種集団の管理者などに就くことが困難（例：医学部入試などにおける女性差別）な状況が指摘されてきました。こうした事柄は、ハラスメント被害や勤労所得のうえでの差別などによるストレスの増大に加え、知的刺激の少ない分野に就労せざるを得ないなど、認知機能の維持や認知の予備力の涵養《かんよう》にとってはマイナスの影響を与えるものとなる可能性があると考えられます。

過去の調査（二〇一一年度）では、認知症全体の有病率は男性が女性の一・六倍多いとされてきました。その理由はアルツハイマー型認知症以外の、特に脳梗塞や脳出血などによる血管性認知症では男性の有病率が女性の二倍近く高いためです。しかし最も多いアルツハイマー型認知症は一般に男性より女性に多く、日本では女性は男性の一・四倍多いという調査結果があります（図10）。この一〇年間、生活習慣病対策の進捗と生活習慣の改善を通じて血管性認知症の減少傾向が進んできた一方で、高齢化の一層の進行があり、認知症全体の有病率は女性の方が高くなっています。

認知症発症に関する関連因子とジェンダー

「ランセット二〇二〇」では四五歳未満までは低学歴が、四五歳以上六五歳未満では難聴、頭部外傷、高血圧症、過剰飲酒、肥満が、六五歳以上では喫煙、抑うつ、社会的孤立、身体不活発、大気汚染、糖尿病が挙げられました。これらを男女差の観点から見てみましょう。

四五歳未満まで、とくに若年期における「教育期間」については明らかにジェンダー・ギャップが認められています。文部科学省による「学校種類別進学率の推移」によれば、一九五五年までは明らかに高校進学率に男女差があり、また大学進学率に至っては、差は縮まってはいますが、最近まで一貫して男女差が認められています（図11）。この差は就職し、有償労働に就いた後も仕事の内容や働き方、職階にまで

図 11：大学進学率の推移

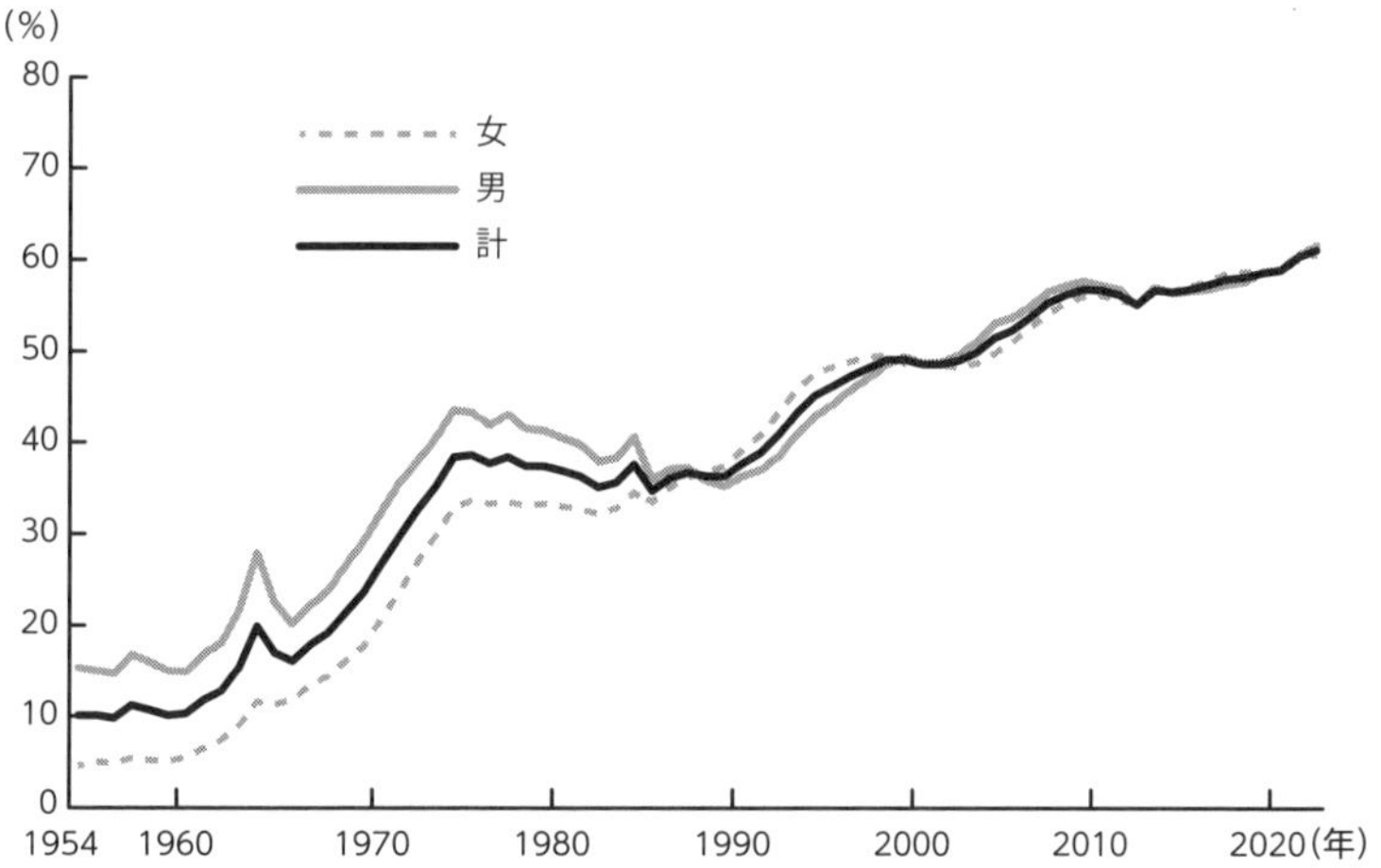

出典：文部科学省 2023 年度「学校基本調査」

影響を及ぼしており、女性の低待遇の一つの要因として、また職場内ストレスの要因として、教育期間が短いことによる認知機能の予備力（92ページ参照）の低下に加えて、脳の機能の障害にも関与している可能性が大きいといえます。

四五歳から六五歳未満の中年期における関連因子である「難聴」「頭部外傷」「高血圧症」「過剰飲酒」「肥満」は男性に多いと言われています。ただ肥満については高齢になると男女差が減少し、ほぼ同程度となるようです。

六五歳以上の高齢期における関連因子では、「抑うつ」は男性よりも女性に多いことが示されています。厚生労働省の患者調査（二〇一七年）によると、男性のうつ病患者数は四九・五万人ですが、女性は七八・一万人と男性の一・六倍にあたります。男女別・年齢別にみると、男性は五〇代が最も多く、女性は四〇～五〇代および六〇代後半～七〇代で多く見られます（図12）。

うつ病は全体に増加傾向にあり、背景にはストレス社会

図12：年齢・性別の気分障害総患者数（2017年患者調査）

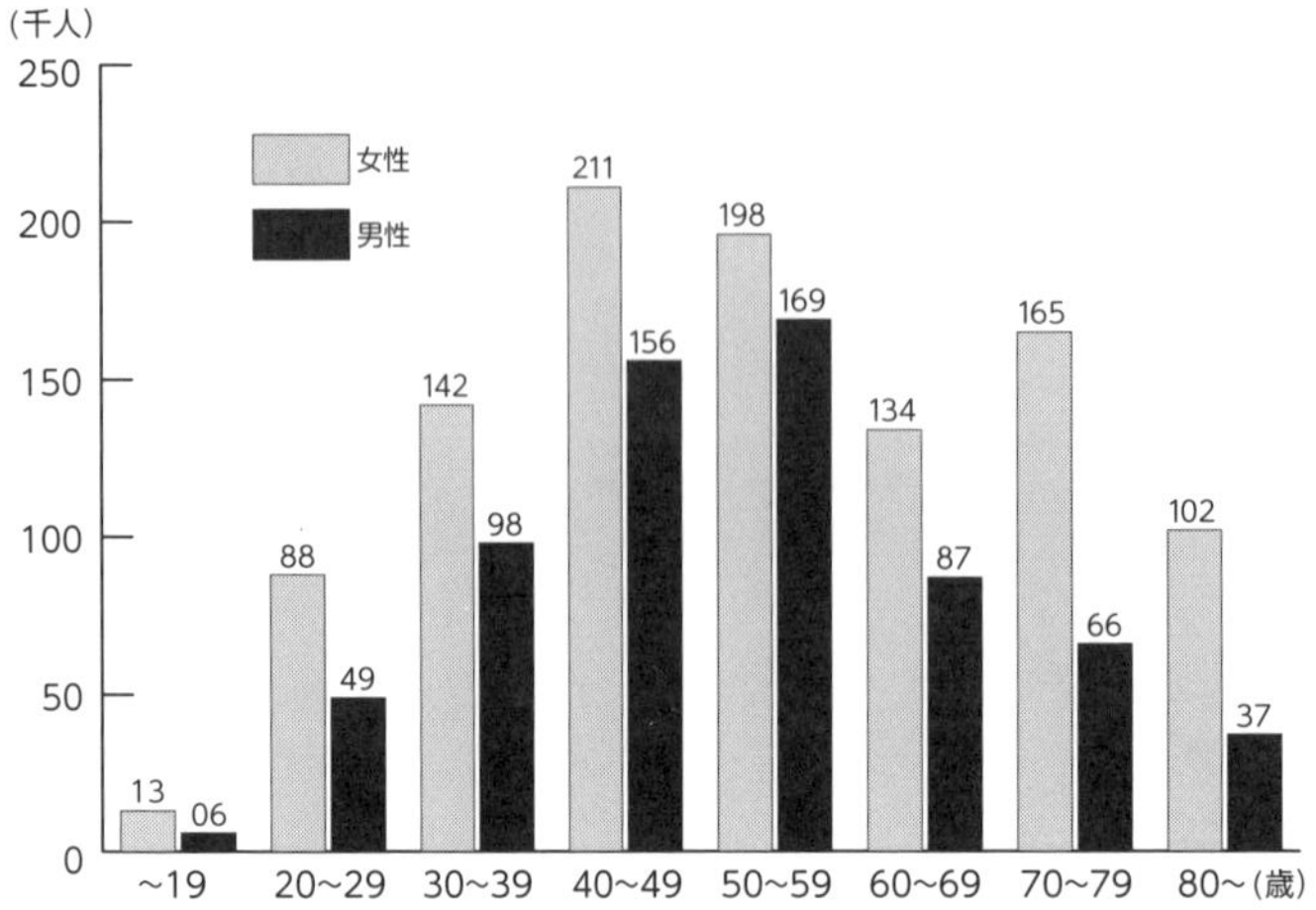

出典：厚生労働省患者調査による

により抑うつ状態になる人が増えていることなどがあげられています。とくに女性の場合には、性別役割分業や特有の社会的ストレス、また誤ったジェンダー規範の押しつけから精神的に追い込まれることがあり、そのために悩み、憂鬱、意欲低下などを引き起こすとされています。具体的には、家族の介護負担、育児・家事に加えての仕事の両立、男性優位の社会での労働、周囲との人間関係のトラブルなどが挙げられています。「性別役割分業」からくるジェンダー・ギャップは、「抑うつ」に関する男女差を通じて認知症発症に影響を及ぼしているといえそうです。

「社会的孤立」についてはやや複雑です。一般に友人や同僚たちとの会話などの機会は男性よりも女性に多いとされています。しかし「社会的孤立」の大きな要因としての独居率ならびに独居者数をみると明らかに女性が多くなっています（図13）。このデータは高齢女性には潜在的に「社会的孤立」が起こりやすい条件があることを示しています。過疎地と都市部の間の地域格差の拡大や、都市部・過疎地

図 13：2019 年 65 歳以上の単独世帯の性・年齢構成

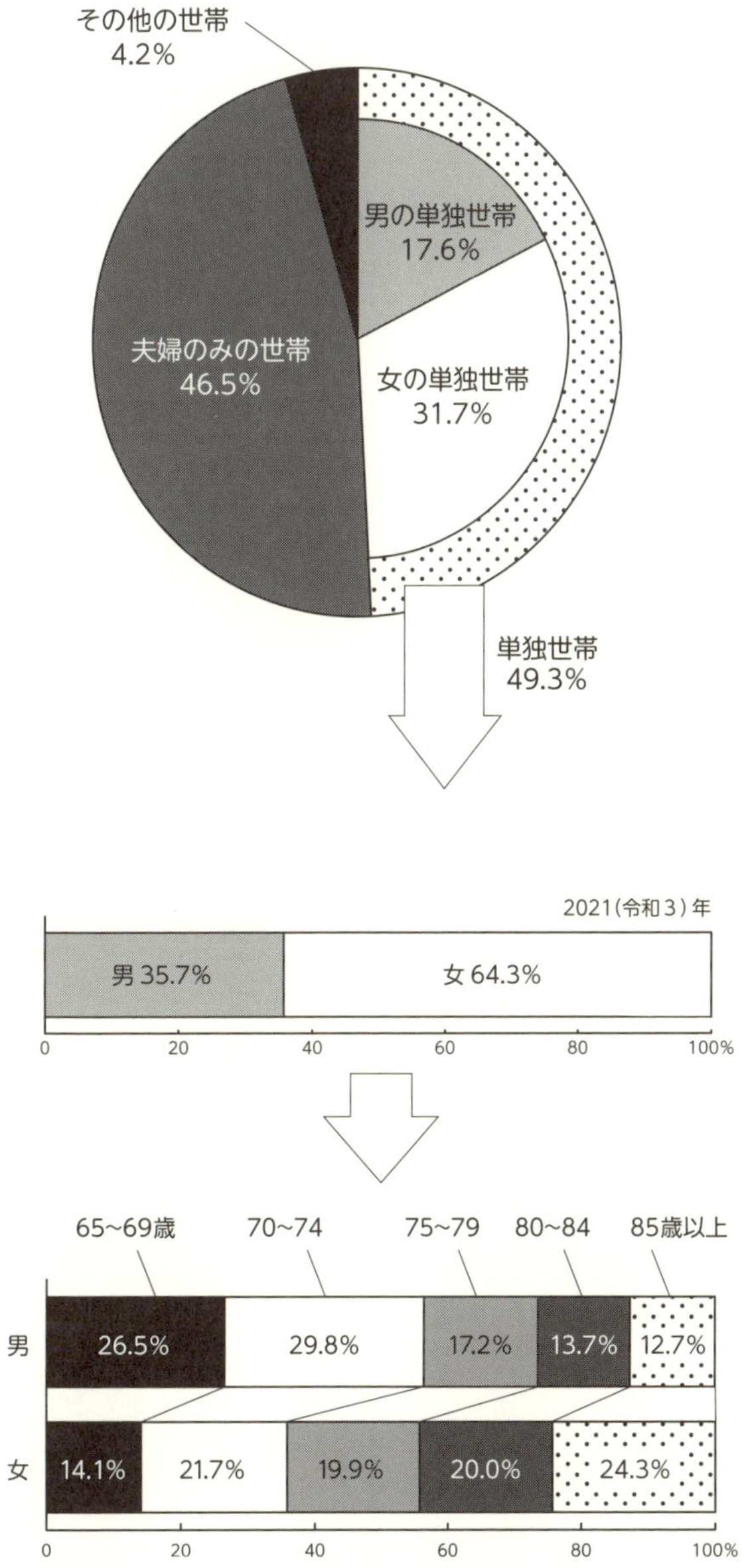

出典：厚生労働省　国民生活基礎調査による

を問わない地域コミュニティーの崩壊の進行は、「潜在的な可能性」を「顕在化」させているのではないでしょうか。

都市部であれば地域コミュニティー機能が保持されていれば、ご近所同士の交流については比較的簡便です。しかし過疎地であれば大きな困難を伴うことも大きいでしょう。都市部を除く地域では、気軽に交流できる公共施設や機会があまりありません。

交流するのにもお金が必要です。世帯収入について見てみると、独居男性より独居女性の方が低いのが現状です。地域格差を含むこうした様々な格差が独居の高齢女性を中心に、今後一層「社会的孤立」を深刻化させる事態が出てくることが心配されます。

「身体不活発」の原因は「社会的孤立」をつくる原因と相当程度、重なります。東日本大震災後、避難所・仮設住宅・災害公営住宅、集団高台移転、原発事故による遠隔地避難など、転居するたびにそれまであった地域コミュニティーが崩壊していきました。相互の距離的「孤立」に加え、心理的「孤立」が深まる中で「身体的不活発」が広く蔓延し、高血圧や心臓病などの循環器疾患が多発したことが報告されています。このように「身体不活発」は「社会的孤立」と深く関連しています。各地で災害が発生している状況の中で注意すべき事柄です。

ではどうすればよいのでしょうか

高等教育、就労、労働環境、勤労収入、育児も含めた家庭内ケア労働のジェンダー・ギャップの解消・改善を、今後進めることが必要でしょう。そのためには精神心理的な治療・カウンセリングを気軽に受けられる場所づくりも必要ですが、何より社会全体の課題として生活のあらゆる面でジェンダー平等を推進する方向で取り組むことこそが必要です。

併せて、高齢独居女性への公的移動手段・交流の場の確保、必要な収入源の保障、高齢者でも操作可能で使い勝手の良いデジタル機器の貸与や使用経験の蓄積など、個別対応・町づくり対策を総合的に行う必要があります。そしてこれらの対策は高齢女性のみならず女性一般、また男性にとっても「住みよいまちづくり」に繋がっていくのではないでしょうか。

第10章　福祉サービスと地域包括ケア

――切れ目のない保障を

認知症を持っている人は、就労、社会的制度の利用・申請・手続き、友人との交流などの社会的生活機能の障害があります。これらに対しては福祉サービスと地域包括ケア・共生社会づくり政策が主として対応することとなります。もちろんこれらのケアとサービスの間に厳密な区分けがあるわけではありません。経済的負担の心配がなく、必要に応じて必要なサービスが提供される、いわゆる「必要充足・応能負担」の原則が貫かれなければなりません。

また福祉的サービスと地域包括ケア・共生社会づくりについては、認知症を持っている人の個別の障害に立脚した「合理的配慮」と障害への対応を「権利（人権）に基づいたアプローチ」として実施される必要があります。それらを運転免許問題から考えてみたいと思います。

「移動の自由」は人権問題

私たちは買い物をする、何かを見に行く、集まりに参加するなど、どこにいくのでも自分の足で、あるいはバスや電車などの公共交通機関を利用して、また自転車や自家用車で移動をします。移動というのは生活をしていく上で必須の手段であり、人権の一部といえます。認知症を持っている人は様々な理由で移動能力に制限が起こります。医療・介護・福祉の力でこの制限を制限としない、させない取り組みが求められる所以《ゆえん》です。

この移動という問題は「屋内移動：四肢を使った自力での移動」「屋外移動：自力での移動に加えて、バスや電車などの公共交通機関の利用、自家用車での移動」とに分けて考えていかなければなりません。もちろん、「屋内移動」と「屋外移動」の間には段差や遮蔽物などが問題となる「バリア」があり、「バリアフリー」の課題もありますが、これは障害一般に関わる課題であり、合理的配慮に基づく改善の中で解決していくべき課題です。

運転免許問題——地域によってはより深刻な状況に

東北地方では、屋外移動は基本的に自動車を使った移動が多い傾向にあります。その理由はバス網や電

図 14：東北地方の地域事情（秋田県・宮城県を例に）

① 高い過疎地域率
全国平均：59.7%
秋田県：92.3%（宮城県：46.5%）

② 少ないバス輸送人数（100万人口・1年当たり輸送人員）
全国平均：37 百万人
秋田県：13 百万人（宮城県：30 百万人）

③ 少ない JR 利用者数（100万人口・1年当たり輸送人員）
全国平均：74 百万人
秋田県：13 百万人（宮城県：47 百万人）

④ 年間の1世帯当たりのガソリン消費量
全国平均：928L / 年
秋田県：1169L / 年（宮城県：1302L / 年）

出典：データでみる県勢 2021 年度版による

車網など公共交通機関の発達が不十分なためであり、さらに自宅から病院や診療所、介護施設などへの移動距離が長いためでもあります。秋田県と宮城県の両県をとって全国と比較してみました（図14）。

過疎地域率をみてみましょう。全国平均が五九・七パーセントに対して宮城県は四六・五パーセント、秋田県がなんと九二・三パーセントとなっています。秋田県は人口密度も低く、そのため地域によっては病院などの施設までの距離が極端に長いことがうかがわれます。

一方、バス網・鉄道網の発達が不十分なため、バスの利用・鉄道の利用は秋田・宮城両県とも少ないのがわかります。その結果、自家用車の利用が多く、一世帯当たりのガソリン消費量が秋田・宮城の両県とも多くなっています。こうした傾向は東北地方のその他の県でも同様であり、併せて中国地方の日本海側、四国地方、沖縄県などでもみられます。

日頃病院で診療をしていると、患者さんは付き添いのご家族と一緒に自家用車で来院されることが圧倒的に多い印象です。身体疾患を抱えていたり、また認知症を持っていたりするとドアからドアへの移動が楽であることは想像がつきますが、独居世帯・夫婦二人世帯が高齢者世帯の五〇パーセントを超えてなお増加している現状では、自家用車運転に関わる運転免許問題は深刻さを増してきている印象を持っています。

道路交通法の改定の経過

二〇〇二年に行われた道路交通法改定によって、認知症性疾患に対しては運転免許制限の一定の緩和が行われました。それまでは認知症は絶対的欠格事由（「運転をしてはならない」ということ）でしたが、二〇〇二年以降は相対的欠格事由となりました。具体的には、認知症という病名によって一律に禁止するのではなく、病気の症状が運転に支障が生じるかどうかを見極めて、免許習得の可否を個別に判断することになりました。

二〇一四年にも改定がありました。それまでも「一定の病気等のある患者を診察した医師は、患者の診断結果を公安委員会に任意で届け出ることができる」となっていましたが、「一定の病気等」に認知症が含まれることとなりました。ただし届け出は任意であり、義務とはなりませんでした。二〇一七年に現在の仕組みとなり、三点にわたる道路交通法の変更がありました。

第一点は免許更新時の認知機能検査の見直しです。それまでは更新時の認知機能検査で「認知症のおそれあり」と判定され、かつ一定の期間内に一定の違反行為をした場合に、医師による診断書の作成が必要とされていました。改定後は更新時の認知機能検査にて「認知症のおそれあり」と判定された場合、違反行為の有無に関わらず、全員に対して医師による診断書の作成が必要となりました。

第二点は高齢者講習の合理化・高度化です。認知機能の低下がない場合とある場合の講習時間の変更が行われました。

第三点は一定の違反行為をした時にも、従来は更新時だけであった認知機能検査を実施することとなりました。「一定の違反行為」とは「認知機能が低下した場合に行われやすい一定の違反行為(一八基準行為)」のことをいい、信号無視、進行禁止違反など一八種類の違反行為を指します。

なお現在、道路交通法では認知症の定義は介護保険法五条の二によるとされています。条文は「アルツハイマー病その他の神経変性疾患、脳血管疾患その他の疾患により日常生活に支障が生じる程度まで認知機能が低下した状態で政令で定める状態をいう」となっています。診察室での認知症の定義とは異なって生活の支障の有無とその程度によるとされています。しかしその内容と程度については今もって政令で定められていないので、診断書を記載する医師によって判断・診断が異なる危険性をはらんでいます。

運転に必要な認知機能と実際の認知機能検査

自動車運転には脳の様々な認知機能が使われます。記憶能力は行き先の特定に、また視野に映る情景や

図 15：運転免許更新時の認知機能検査

記憶力や判断力を測定する検査で、時間の見当識、手がかり再生、時計描画という 3 つの検査項目について検査用紙に記入して行います。認知機能検査は、公安委員会(警察)又は委託された教習所等で受けることができます。検査の実施は、約 30 分ほどで終わります。

検査は、検査の実施方法について講習を受けた検査員の説明を受けながら進みますので、特別な準備は不要です。

具体的には次の2項目を受けます。

・時間の見当職 ：検査時における年月日、曜日及び時間を回答します。

・手がかり再生 ：一定のイラストを記憶し、採点には関係しない課題を行った後、記憶しているイラストをヒントなしに回答し、さらにヒントをもとに回答します。

景色の記憶は行き先まで正しくたどり着くために必要な機能です。また信号や標識、対向車や通行人、自転車などの認知には視覚認知機能や注意能力が使われます。また場所や時間の特定には見当識が、スピード感には視覚認知のみならず聴覚認知も使われます。遂行機能がないと目的地まで到着することは困難になります。考えてみると運転という技能には認知機能を最大限に使わないと果たせない高度な技能という側面があります。一方、診察室での日常の認知症診療ではこうしたことを総合的に評価することはほとんど困難です。

さて実際の免許更新時、あるいは一定の違反行為があった場合に実施される認知機能検査（図15）には以前は時計描画があり、ものごとの構造の認知・構成能力を評価する項目もありました。しかし現在は記憶能力、それも短期記憶能力（診察室では近時記憶能力といいます）のみの検査となっています。たしかにアルツハイマー型認知症では近時記憶障害がもっとも顕著ではありますが、その他の認知症ではそうではないことも多く、実際現在の認知症診療では記憶障害はいくつかの領域の認知の障害の一部でしかありません。

運転操作の維持的訓練や「限定免許」の交付の可能性は？

認知症、とくに初期の段階では近時記憶障害以外の認知機能には問題が小さい場合もあり、こうした場合の認知機能障害の評価と併せ、実車運転操作への訓練的アプローチを行うことによって運転操作に問題ないレベルで維持させることも可能な事例もあるはずです。

さらに農村地帯などの人口過疎の地域においては、自動車運転を農作業・林野作業に時間的・空間的に限定することによって交通事故による被害を最小限に減らす効果も期待できそうです。また自動運転技術の進捗によっては必要な運転技術・認知機能を補う機能が装備されていくことも展望することが可能です。いわゆる「限定免許」交付の可能性も今後は広がっていくのではないでしょうか。少なくとも国や公安委員会は、これからの展望を示してほしいものです。

進む自主返納、進んでいないその後の対応

とはいえ自動車運転は、ときに悲惨な交通事故を起こすことは間違いありません。マスコミで報じられ

る人身事故を伴う交通事故の中には、確かに認知症を持った高齢者の運転によるものもあり、認知症を持つ人の運転免許問題は地域の安全確保の上で大事な問題の一つです。認知症は歳《とし》をとること＝加齢と関係深い病気であることを考えると、自動車運転の可否は、全ての人々に共通した「老い」の問題ともいえるでしょう。最近はそうした観点に立って高齢者による運転免許の自主返納が増えています（図16）。

一方、自主返納後の「移動の自由」の保証は十分とはいえない現状にあります。確かに自主返納を支える地方自治体による事業（「運転免許証自主返納推進事業」といいます）は少しずつ広がっています。しかし十分というにはまだ程遠い状況にあります（図17）。特に公共交通機関の利用の推進という点では、利用料の無料化や減免措置の充実と合わせ、交通網自体の充実を図る必要もあります。今後、地域の住民による自治体に対しての要求運動の重要な課題とする一方、国においても今後の町づくり・地域づくり方針の重要なテーマとしてぜひ議論してほしいものです。

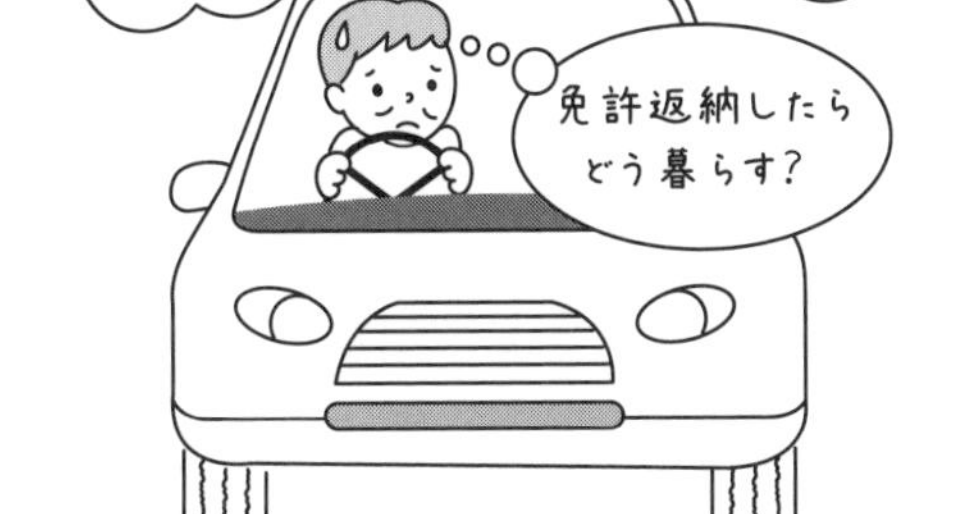

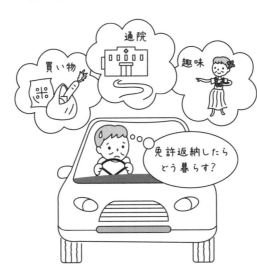

図 16：運転免許の申請取消（自主返納）件数と運転経歴証明書交付件数の推移

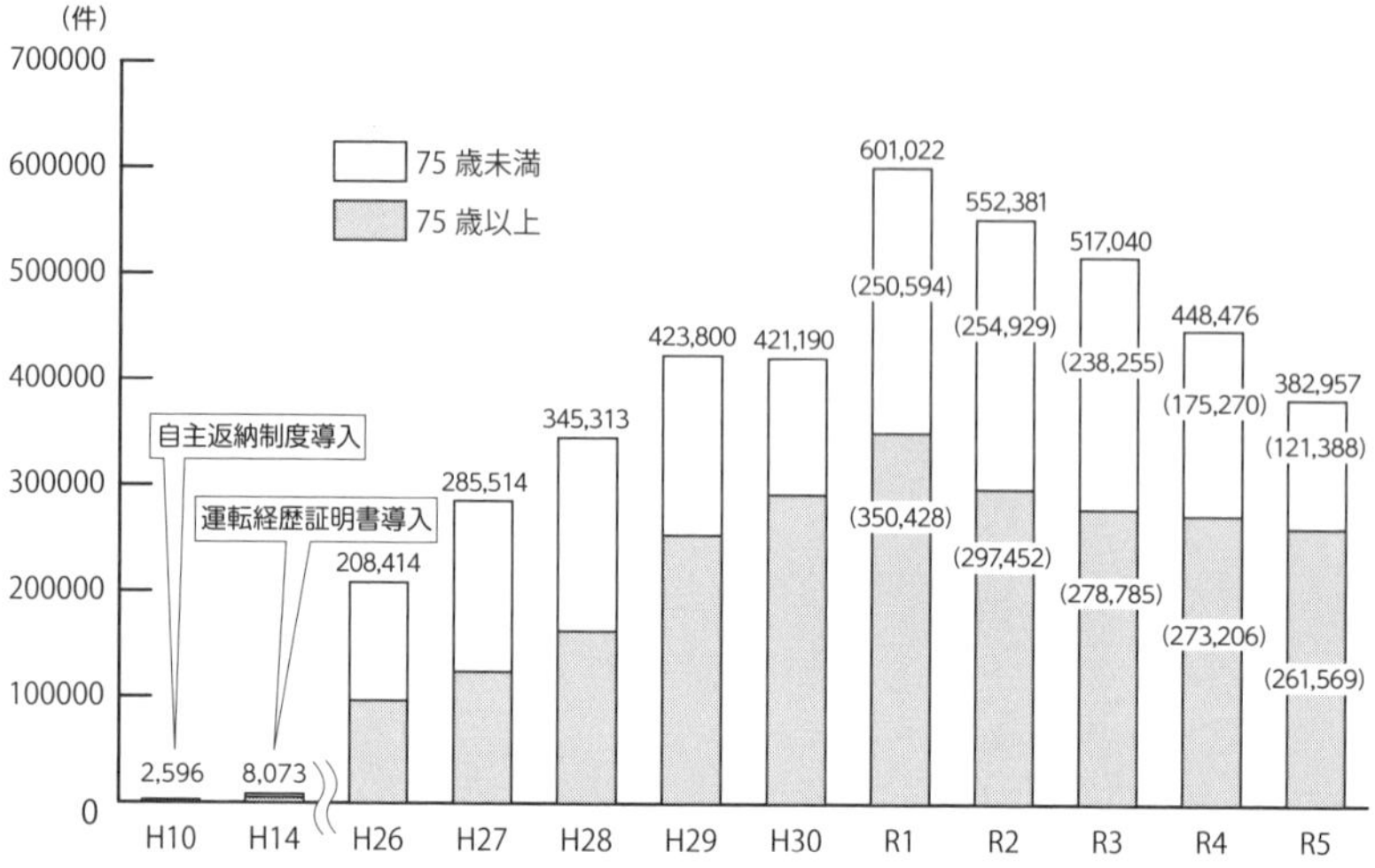

※平成 10 年は年齢別による統計を実施していない

出典：宮城県警察本部資料から作成

図 17：運転免許証自主返納支援事業（宮城県内の例）

塩竈市：65歳以上の自主返納者に対し、市内循環バス１年間の無料パス（ただし1年限り）

多賀城市：市民バス（多賀城東部線及び多賀城西部線）の運賃無料（運転経歴証明書交付日から1年間）

富谷市：市内バス無料乗車証交付

その他、宮城県内全体でタクシー料金10％割引、スーパーの価格割引、不要になった中古車の優先引き取りなど

備考：各県の警察本部のホームページに掲載されている

その際には、権利（人権）に基づくアプローチと必要充足・応能負担の原則という二つの面での充実が求められます。つまりは「必要時、過大な自己負担なく、希望する・必要とする場所まで移動する」ことを保障する、言い換えれば公共交通機関などの公的移動手段の充実を図るということに尽きるでしょう。

自主返納への取り組みの実際

仙台市内のいずみの杜《もり》診療所では、スタッフと認知症を持っている当事者本人による相談事業として、運転免許証自主返納に取り組んでいます。運転免許を返納する際にはさまざまな問題が発生します。何より、買い物や通院など、生活と命に直結する事柄が返納後もできるのか、心配になります。また長年、使ってきた免許証は自らの人生と重ね合わせた時、自分自身の証明でもあります。そうしたことから返納へのためらいが起こるのはごく自然なことです。当事者本人から運転免許・自動車運転をめぐる経験や問題を直接聞き、また返納した後の制度や対応について様々なアドバイスを受けることは、自主返納を考えている人にとっては強い励ましと感じるはずです。

また家族による対応が自主返納の後押しをした事例も数多くあります。

八〇歳の正さん（仮名）は、家族からそろそろ運転免許を返納したらどうか、と日頃から言われていましたが、なかなか踏み切ることができないでいました。そうこうしているうちに免許更新の時期が7か月後に迫ってきました。認知症の症状も少しずつ進んできていることに危機感を持った家族は説得ではなく、感謝の意を正さんに伝える「祝運転免許卒業」家族パーティーを開くことにしました。当日はケーキと「祝運転免許卒業」のくす玉を準備し、お孫さんの孝くん（仮名）が「卒業証書」を読み上げ、さらに「ありがとうございました」との言葉を添えました。こうした家族からの心温まる対応に正さんは「わかりました。運転は卒業します」と言葉を返し、その後自主返納しました。

定期診察日に受診した正さんは、「孫から言われれば（免許は）返すしかありませんね」としみじみとお話しになりました。

第11章 認知症を持っている人・家族が利用できる社会制度

自分や家族が認知症と診断されたら……戸惑い、これからの生活の心配や不安を抱えます。今後の生活費や医療費などのお金のことも気になりますが、周囲の人へ相談がしにくく、悩んでいる方が多いのではないでしょうか。このような不安の解消に役立つ、主な制度をご紹介します（図18も参照）。制度は症状や状態、所得によって対象が決められています。詳しくは病院のソーシャルワーカーや市区町村への相談、ホームページなどで確認してみましょう。

《経済面の負担を軽く》

○障害者手帳制度……認知症で初めて病院にかかり六か月以上経《た》ったあと、認知症の症状で生活に困る場合は「精神障害者保健福祉手帳」、脳血管性認知症などで身体が不自由な場合は「身体障害者手帳」が申請できます。手帳を取得することで様々なサービスが受けられますが代表的なものとして、医療費の自己負担分が助成される「重度心身障害者医療費助成」を利用することができます（地域で名称や対象者などが異なる場合があります）。

○自立支援医療制度（精神通院）……認知症の治療のために続けて通院が必要な場合、外来（診察と薬の処方）・デイケア・訪問看護などの医療費を原則一割負担とする制度です。さらに所得によって、月々の自己負担額の上限が設けられています。ただし、入院や認知症以外の医療費は対象外です。

○指定難病医療費助成制度……認知症の中でも、「前頭側頭型認知症」の治療にかかった医療費が対象です。医療費が三割負担の方は二割負担に軽くなります。さらに所得によって、月々の自己負担額の上限が設けられています。

○税金や社会保険料などを減らす制度……「障害者控除」「特別障害者控除」と呼ばれている制度です。本人や同一生計配偶者、扶養している親族が障害者に該当する場合、所得税や住民税の負担を軽減することができます。対象は障害者手帳を所持している方や六五歳以上で市区町村から障害認定を受けた方です。介護保険の要介護認定を受けた方も対象になる可能性がありますが、お住まいの市区町村へ申請し「障害者控除対象者認定書」を交付してもらう必要があります。障害認定の範囲についてはお住まいの市区町村へお尋ねください。

次に「医療費控除」と呼ばれている制度です。一月一日から一二月三一日までの一年間に一定額を超えた医療費を支払った場合、お住まいの管轄の税務署に確定申告することで所得税を減らすことができます。訪問看護などの医療系の介護サービス費やおむつ代なども医療費に含まれます。

そして「国民健康保険料の減免、納付猶予」と呼ばれている制度です。所得が減り、国民健康保険料（税）を納めることが難しい場合、減免や納付猶予を受けられる場合があります。お住まいの市区町村へお尋ねください。

○住宅ローンの返済免除（民間の制度）……団体信用生命保険へ加入している場合、住宅ローンの契約者が「高度障害状態」と認定されれば返済が免除される場合があります。住宅ローンを組んだ窓口へお尋ねください。

《重度障害の方の負担軽減のための制度》

○特別障害者手当……重い障害を持っている方は常時介護が必要になり、精神的・経済的にも負担が大きくなります。その負担軽減を目的として、自宅などで生活する二〇歳以上で認知症の症状や身体に重い障害がある方が、月額二万八八四〇円（二〇二四年度）を受給できる制度です。特別養護老人ホームに入所している場合は対象になりませんが、有料老人ホームなどは対象になります。入院や老人保健施設などに入所している場合は三か月まで対象になります。

《大切な財産や自分の希望を守る》

○成年後見制度……認知症などで物事を決める力や記憶力が下がり、ひとりで決めることが心配になります。そのような場合、財産管理（不動産や預貯金などの管理）や身上監護（適切な介護サービスの利

図 18：認知症の当事者家族が利用できる制度

	制度名	役立つこと・メリット (主なもの)	申請や相談先
経済面の負担を軽く	障害者手帳	医療費自己負担の助成	お住まいの市区町村の 障害担当窓口
	自立支援医療制度 (精神通院)	1医療費自己負担が原則1割に。さらに月々の自己負担上限額が設定される	お住まいの市区町村の 障害担当窓口
	指定難病 医療助成制度	医療費自己負担が3割の方は2割に。さらに月々の自己負担上限額が設定される	お住まいの市区町村の 障害担当窓口
	障害者控除・ 特別障害者控除	税金の負担軽減ができる	・年末調整の方は勤め先の担当部署 ・確定申告の場合はお住まいの管轄の税務署 ・「障害者控除対象者認定書」の交付はお住まいの市区町村の担当窓口
	医療費控除	1年間の医療費が一定額を超えた場合、確定申告することで税金の負担軽減ができる	お住まいの管轄の税務署
	国民健康保険料の 減免・納付猶予	国民健康保険料（税）の減免や納付猶予	お住まいの市区町村の 国保担当窓口
	住宅ローンの返済 免除（民間の制度）	団体信用生命保険加入者が「高度障害状態」と認定されれば返済が免除される	加入されている保険会社
所得を守る	特別障害者手当	重い障害がある在宅生活者（20歳以上）に月額28,840円（2024年度）が支給される	お住まいの市区町村の 障害担当窓口
大切な財産や自分の希望を守る	成年後見制度	判断や記憶力が下がった場合、本人の大切な財産や意思を守るため、裁判所で選ばれた人が財産管理や介護、入院などの手続きを行う制度	・申立てはお住まいの管轄の家庭裁判所 ・法定後見制度の相談は地域包括支援センター、市区町村の成年後見制度推進機関、社会福祉協議会など ・任意後見制度の相談は最寄りの公証役場
	日常生活 自立支援事業	一人では不安がある場合、本人との契約をもとに日常的な範囲の金銭管理や福祉、行政サービスの手続きなどを支援する事業	お住まいの市区町村の 社会福祉協議会
最低限度の生活を守る	生活保護	様々な理由で生活（費）に困ったときに最低限度の生活を保障する制度	お住まいの市区町村の福祉事務所 （生活保護担当窓口）

用や施設入所、入院などができるよう手続きなど）などの法律行為について、本人の意思を尊重しながら法的に守る制度です。認知症の程度によって、家庭裁判所が「補助人」「保佐人」「成年後見人」を選ぶ「法定後見制度」があります。また、前もって、支援してくれる人や内容を公正証書で決めておく「任意後見制度」があります。

○日常生活自立支援事業……一人では不安がある方の日常的な範囲の金銭管理や福祉サービス、行政手続きなどを契約に基づいて支援する事業です。お住まいの市区町村の社会福祉協議会が相談先です。

《最低限度の生活を守る国の社会保障》

○生活保護……様々な理由で生活に困ったときに最低限度の生活を保障する制度です。本人と同居している方全員の収入と資産が国の定める基準を上回っていないことが要件となります（以上、図18も参照）。

ケース⑭　息子と二人暮らしの八〇歳代・アルツハイマー型認知症の洋子さん（仮名）

洋子さんは日付や曜日はわからず、食事をしたことも忘れてしまいます。トイレや着替えの介助も必要です。日中は息子が仕事に出かけるため、洋子さんだけになりますが訪問介護やデイサービスを利用して在宅生活を続けています。最近、日常的な見守りも欠かせなくなってきたため、息子は仕事と介護の両立に悩み、施設入所を考えることも増えてきました。しかし、洋子さんは慣れ親しんだ自宅での生活を以前から望んでいますし、息子は施設の入所費用も気になりました。

息子はケアマネジャーと相談しました。洋子さんの在宅生活の希望もかなえながら息子の介護負担も軽減できる方法として、ショートステイを勧められましたが利用料の負担を考えると即決することはできませんでした。息子は洋子さんの主治医に相談し、病院のソーシャルワーカーを紹介されました。洋子さんの日頃の様子を話すと、特別障害者手当を案内され、主治医に診断書を記載してもらい申請することにしました。現在、洋子さんは特別障害者手当を受け取れ、利用料負担の不安が解消し、ショートステイも利用しながら在宅生活を続けています。息子は介護と仕事の両立が図られています。

《若年性認知症の方に役立つ制度》

六五歳未満で認知症を発症した若年性認知症の方は働き盛りの年代です。症状によっては休職や退職などで収入を失うこともあり、経済的な困難に直面します。ここからは、前述の制度のほかに若年性認知症の方や家族が役立てられる制度をご紹介します（図19も参照）。

○傷病手当金……健康保険（協会けんぽや健康保険組合、共済組合など）に加入している方が業務外の病気やケガで仕事を連続四日間以上休み、給料が支払われない場合、標準報酬月額の三分の二が受け取れる制度です。最長一年六か月受け取ることができます。詳しい受給要件は加入されている健康保険

図 19：若年性認知症の方に役立つ制度

	制度名	役立つこと・メリット（主なもの）	申請や相談先
若年性認知症の方に役立つ制度	傷病手当金	業務外の病気やケガで仕事を一定期間休み、給料が支払われない場合、標準報酬月額の3分の2が受け取れる制度	加入している健康保険や職場の担当者 注：健康保険（協会けんぽや健康保険組合、共済組合などに加入している方）
	障害基礎年金、障害厚生年金	病気やケガで一程度の障害がある方のための生活を保障する年金制度	お住まいの管轄の年金事務所または市区町村の年金担当窓口
	国民年金保険料の納付猶予、免除	国民年金保険料の減免や納付猶予	お住まいの市区町村の年金担当窓口
	就労に関する相談	専門的な知識をもつ職員から仕事に関する情報を提供や就職に関する相談などが受けられる	お住まいの管轄のハローワークや市区町村の障害担当窓口
	雇用保険（失業等給付の基本手当）	雇用保険に加入していた方が退職した場合、ハローワークで求職の手続きを行うことで受け取れる手当	お住まいの管轄のハローワーク
	雇用保険（傷病手当）	ハローワークで求職の手続き後、病気などで就労できない場合に失業等給付の基本手当に代わり、受け取れる手当	お住まいの管轄のハローワーク
	退職後の健康保険加入	負担する保険料を試算してもらい、検討すると良い ・任意継続 ・国民健康保険 ・家族の健康保険（扶養）	・任意継続の場合は現在加入している健康保険または勤務先の担当窓口 ・国民健康保険の場合はお住まいの市区町村の国保担当窓口 ・家族が加入している健康保険または家族の勤務先の担当窓口
	児童扶養手当	父または母が一定程度の障害がある場合に子どもが18歳になる年度末まで受け取れる手当	お住まいの市区町村の障害担当窓口
	就学援助制度	小中学生の子どもがいる世帯が学用品費や給食費、修学旅行費などを受け取れる制度（所得基準あり）	お住まいの市区町村の担当窓口または通っている学校

や職場の担当者へ確認しましょう（国民健康保険の方や任意継続保険の方は対象外です）。

○**障害基礎年金、障害厚生年金**……病気やケガで一定程度の障害がある方のための生活を保障する制度です。認知症で初めて医師の診断を受けた日（初診日）に加入していた年金に応じて障害基礎年金や障害厚生年金が受け取れます。年金保険料の納付期間や申請ができる時期（障害認定日）を迎えているか、そして日本年金機構で定めた状態にあるか等の要件があります。

○**国民年金保険料の納付猶予、免除**……失業や収入減少などで国民年金保険料を納めることが難しくなった場合、手続きを行うことで保険料の納付猶予や全額免除、一部免除になります。

○**就労に関する相談**……ハローワークでは就労相談を行っています。また、お住まいの市区町村の障害福祉担当窓口では一般企業への就労を目指し、必要な知識や能力向上のための訓練を行う「就労移行支援」や一般企業での就労が難しい場合に働く場の提供と必要な訓練を行う「就労継続支援」の相談ができます。また、現在の職場の上司や人事担当者と業務内容の変更や配置転換の相談をする方法も一つです。障害者手帳があれば会社の障害者雇用枠として働き続けられる場合もあります。

○**雇用保険（失業等給付の基本手当）**……一定期間、雇用保険に加入していた方が退職した場合、ハローワークで求職の手続きを行うことで「失業等給付の基本手当」（失業手当）を受け取ることができます。受け取れる日数は年齢や退職理由、雇用保険の加入期間によって決まっています。受け取れる金額は退職前六か月の毎月の賃金によって計算されます。ただし、病気やケガですぐに働けない場合は受け取ることができません。詳しくはお住まいの管轄のハローワークへお問い合わせください。

○雇用保険（傷病手当）……ハローワークで求職の手続きをした後に一五日以上、病気などで就労できない場合に前述の「失業等給付の基本手当」に代わり、受給できる手当です。

○退職後の健康保険加入……次の選択肢があります。保険料の負担なども目安にして決めましょう。

①　現在の保険を一定の条件で任意継続する（退職後二〇日以内の手続き）。

②　国民健康保険に加入する。

③　家族の健康保険に加入する（加入要件があります）。

○児童扶養手当……父または母が労働ができず、常に介護や見守りが必要な一定程度の障害がある場合に子どもが一八歳になる年度末まで、手当が受け取れる制度です。所得制限や障害の状態、そして公的年金（障害年金など）を受給している場合など、受け取るための要件があります。

○就学援助制度……経済的な困難を抱える小中学生の子どもがいる世帯が学用品費や給食費、修学旅行費などを受け取れる制度です。所得の基準や受け取れる項目などは市区町村ごとに異なります。お住まいの市区町村または通っている学校へお問い合わせください。

○子どもの就学資金……高校や専門学校、大学など、子どもの就学のための費用が必要な場合、日本政策金融公庫の「教育ローン」や日本学生支援機構の奨学金などがあります。このほか、自治体や学校でも奨学金や学資免除の制度を設けている場合があり、要件を満たせば返済が不要になる奨学金も増えています。

ケース⑮

五〇歳代・血管性認知症の誠さん（仮名）

建設会社を営んでいる五〇歳代の誠さんは仕事の現場で倒れ、自宅からは遠方の病院へ救急搬送されました。くも膜下出血で手術し、一命は取り留めましたが脳梗塞を併発しました。日常生活に不自由を感じるような手足の麻痺はありませんでしたが、記憶力や判断力などの機能低下が見られ、血管性認知症と診断されました。

その後、妻と二人で暮らす自宅に退院し、今後の通院は自宅近くの病院を紹介されました。妻は誠さんの会社で経理の仕事をしているため、介護負担を感じていましたが、それ以上に経済面の強い不安を抱えていました。誠さんの会社の社長業務は当面の間、社員に任せることはできますが、現場への仕事復帰は難しく、収入減は明らかでした。

そこで、妻は紹介された病院のソーシャル・ワーカーに相談することにしました。「お金のことを相談するのは恥ずかしく、入院した病院ではきりだせなかった。でも、これから先どうやって生活していけばよいのか途方に暮れていた。夫と一緒に死ぬしかないとすら思っていた」と苦しい胸の内を明かし、涙をこらえることができませんでした。誠さんは妻の様子がおかしいと感じ心配していたものの、状況が読めず気持ちが落ち着かなかったそうです。

ソーシャル・ワーカーに経済事情や社会保険の加入状況などを伝えたところ、収入を確保するために傷病手当金（協会けんぽに加入していた）の申請を案内されました。そして、傷病手当金、の受給が終わる一年半後には障害年金の申請ができることを聞き、今後の見通しが持てました。また、支出の負担軽減のために自立支援医療（精神通院）を申請し、定期通院の診察代と薬代の自己負担が三割から一割に軽減されました。さらに精神障害者保健福祉手帳を申請し、税金の障害者控除などを受けられるようにしました。申請は手順や必要書類が複雑なものもあり大変ですが、ソーシャル・ワーカーに相談しながら一つ一つ準備を進めました。現在は誠さんの症状や介護のことなど悩むこともありますが、経済的な不安が和らいだことで妻の気持ちにも余裕が生まれ、誠さんとの日々の暮らしを大切に過ごしています。

制度の活用は当事者が情報を得て、申請しないと始まりません。この申請主義は大きな問題だと感じています。認知症の診断を受けた本人や家族は精神的な衝撃を受け、何かの間違いだろうという否定、そして、これからどうなるのか。どうしたらよいのかという不安と焦りなどの心の動きがあります。このような状況で自ら情報を収集し、対象になるか判断することは容易ではないと想像します。何より、誰かに「相談する」ということは言うほど簡単なことではないとも思います。

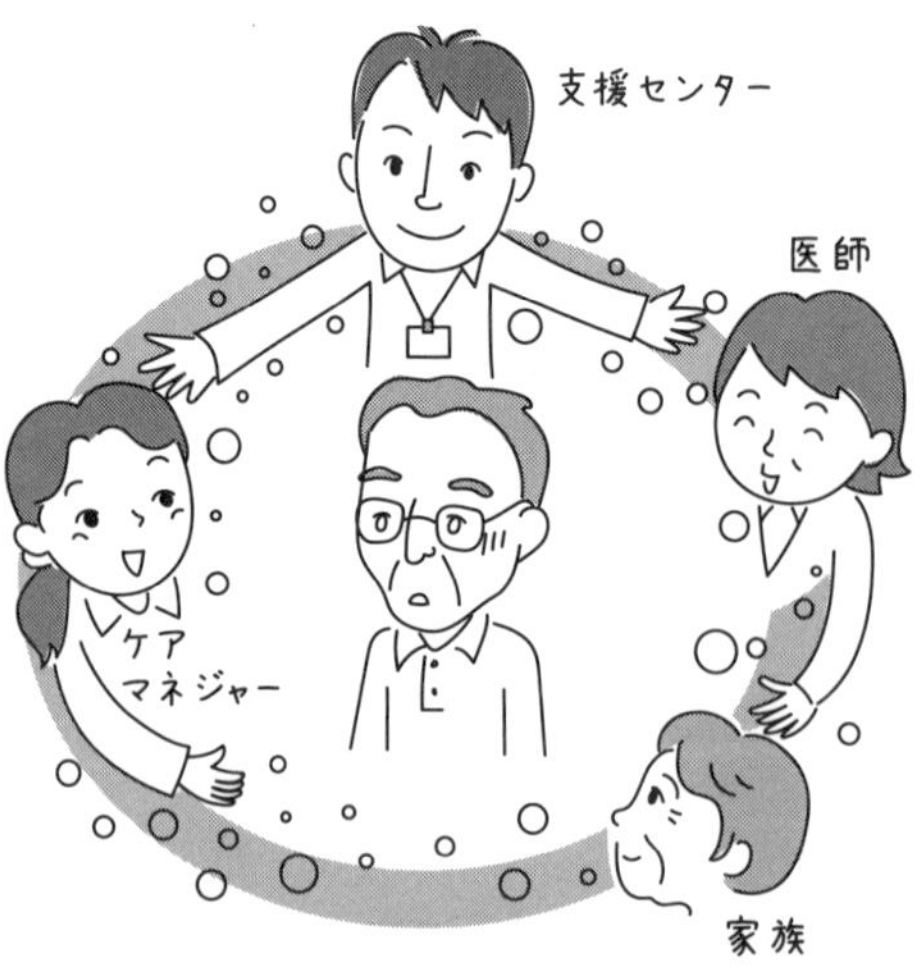

皆さんの周りには、そのような心情に寄り添いながら、相談や情報提供をしている窓口があります。例えば、病院のソーシャル・ワーカーを始め、六五歳以上の方は地域包括支援センターやケアマネジャー、若年の方は市区町村の保健師や障害者相談支援事業所の相談員、当事者支援団体などです。

実際には一つの相談先だけでは解決しないことも、うまくいかないこともあると思います。近年、サービスや制度も多種多様となり、同時に相談先が細かく分かれるようになりました。また、時代とともに、地域住民との繋がりや家族のかたちが変わり、本人が一人で抱える悩みも複雑な場合もあります。不安の解消や本人が望む生活、そして人生のために、それぞれの相談窓口の専門性や情報を繋げて連携しあい、相談担当者と本人、家族がひとつのチームとして向き合う大切さを日々、感じています。

今回ご紹介した制度の多くが公的な社会保障制度です。制度を利用する権利を守れるよう、少しでも皆さんのお役に立てればと思います。

コラム@診察室

特別障害者手当のこと

最近、国の制度である「特別障害者手当」が注目されています。該当すれば月当たり二万八八四〇円（二〇二四年度）の手当が出るからです。しかし申請が必要なため（「申請主義」といいます）、知らないだけではなく知ってはいても申請しないと支給されません。

家にいて、身体障害や認知障害のため、移動には車椅子が必要な方で、要介護三以上ならば該当する可能性があります。該当するかどうかの基準には「肢体不自由の障害」「(認知症などの)重い精神障害」「重複障害」「三重障害」「重い内部障害(心臓などの内臓)で絶対安静」があります。具体的には、例えば「両脚や体が効かないため」、自力では「椅子から立てない、片足で立てない、階段の昇降ができない、畳に座れない、シャツを着る・脱ぐができない、ワイシャツのボタンが留められない、タオルが絞れない、綴《と》じ紐《ひも》が結べない」の括弧内の項目のうち五項目ができない場合に、さらに「食事、用便の始末、衣服の着脱、簡単な買い物、家族との会話、刃物・火の危険の察知・回避、戸外での危険(交通事故など)から身を守る」などが七項目以上、一人でできない時、該当する可能性があります。

申請には医師の診断書が必要です。かかりつけ医に相談してみていただくことをお勧めします。診断書の記載にあたっては医師の側には「この科の医師でなければ書けない」という専門性による制限はありませんので、かかりつけ医であればどなたでも書いていただけるはずのものです。

とはいっても、診療の現場では実際に記載した経験があるという医師は少ないのが現実です。申請に当たって障害に関する該当の基準がきわめて複雑で煩瑣《はんさ》であることが最大の理由と思われます。また医学教育の中でそうした社会制度の利用・活用に関する系統的な講義がないことも理由の一つと思います。

申請主義の中で周知徹底されているとは到底いえない手当のことについて、忙しい診療時間の合間に敢えて制度の説明をすることができる医師はそう多くはないと思います。一つのクリニックや病院、一人の医師の責任にせず、地域全体に開かれた仕組みを作っていくことが、障害者や住民のニーズに応える道ではないかと思います。特別障害者手当に限らず、社会制度全体の相談と利用の窓口となる医療相談員と、障害の評価と実際に診断書を作成する医師がチームとなった新しい形態の事業所が地域ごとにあると社会福祉の増進に大いに貢献するのではないでしょうか。

終章　共生の社会づくりへ

認知症基本法とは

二〇二三年六月一四日、「共生社会の実現を推進するための認知症基本法」（いわゆる「認知症基本法」）が成立しました。この法律は二〇二四年一月一日から施行されています。

「共生する活力ある社会（＝共生社会）の実現を推進」する目的のために、「認知症の人が」「自らの意思によって日常生活および社会生活を営むことができる」ように、「意向を十分に尊重しつつ、良質かつ適切な保健医療サービス及び福祉サービスが切れ目なく提供」されることを目指し、「社会環境の整備」に努めることとされています。さらに国・地方自治体が作成する基本計画については「認知症の人及び家族等により構成される関係者会議を設置し、意見を聴く」としています。

二〇一九年の与党提案では「認知症の予防に必要な注意を払うように努める」ことが「国民の責務」と

定められ、批判を浴びました。基本法では「必要な認知症に関する正しい知識及び認知症の人に関する正しい理解を深める」になり、「予防」に関する「責務」から広く「理解を深める」と変わっています。本人・当事者、家族の会、支援する人々の運動の力によるところが大きかったのではないでしょうか。今後は基本法に基づき、どのような基本計画を作り、具体化を進めるのかが問われていきます。とくに勤務の継続や就労、子育ての問題を抱える若年性認知症の方々にとってはより切実です。どんな障害を持っていても必要な支援を受けながら生活を続けられる、支え合いの社会をつくっていきたいものです。

ケース⑯ 若年性認知症ながら生きいきと生きている勲さん

64ページで紹介した勲さんが結婚したのは東日本大震災のわずか二か月前でした。その東日本大震災による津波で自らが大工として作った家が全壊して流されました。勲さんの亡くなった父親がアルツハイマー型認知症と診断されたのが震災の直後でした。避難所や仮設住宅から無断外出を繰り返し、時には仮設住宅の窓から出て行ってしまうこともあったようです。また自分自身に若年性認知症の症状が出たのは震災から四年めの春でした。こうして勲さんは自分自身の人生と認知症、そして震災との縁を感じないわけにはいきませんでした。

東日本大震災の後も各地で大きな地震被害があり、また水害も各地で多発しています。勲さんには大工仕事で培った技術があります。以来、勲さんと彼のパートナーは各地の地震・水害被害地に出かけて住民への支援活動を行うようになりました。現地ですることは地震で歪んだ建て付けの修繕、棚や木の入れもの作りなどですが、根っから真面目で人の面倒見が良い勲さんは引っ張りだこです。災害ボランティアグループとも連携をとって今でも各地に出かけていきます（図20）。

また日常では地域の発達障害の少年の世話をしています。一緒に料理を作ったり、椅子や箱作りをしたり、時には一人大工の時の口調がそのまま出てしまうそうですが、誰からも好かれる勲さんは若年性認知症を持っていても自分の発揮すべき役割が明確に見えていて傍から見ても暗いところは微塵も見えません。

図 20：勲さんが支援した災害被災地に住む人からのお礼状

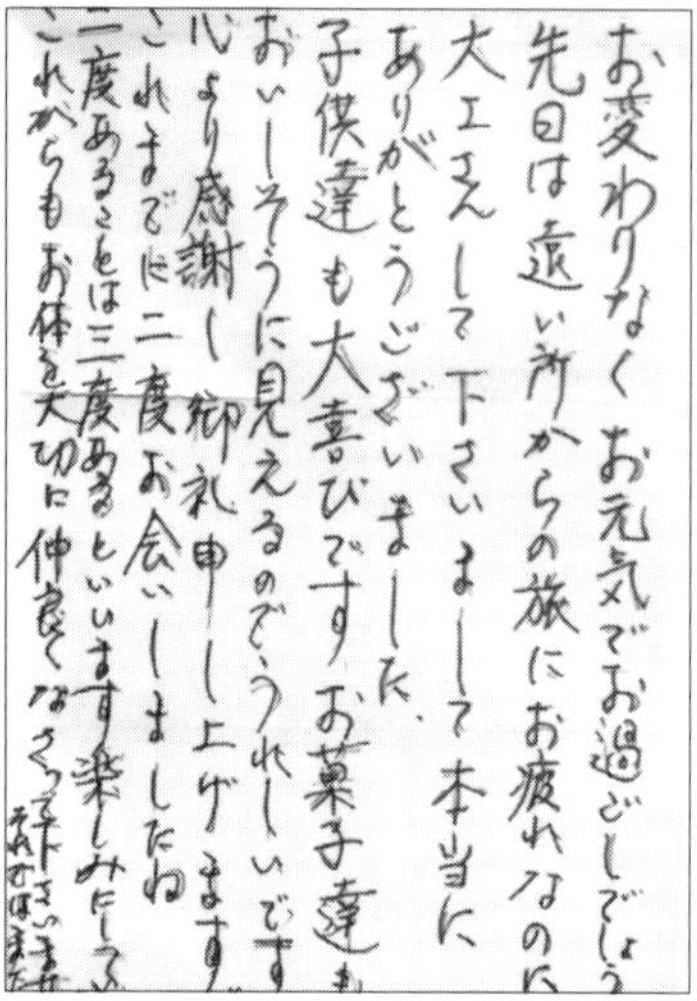
お変わりなくお元気でお過ごしでしょう
先日は遠い所からの旅にお疲れなのに
大工さんして下さいまして本当に
ありがとうございました。
子供達も大喜びです。お菓子達も
おいしそうに見えるのでうれしいです
心より感謝し御礼申し上げます。
これまでに二度お会いしましたね
二度あることは三度あるといいます楽しみにして
これからもお体を大切に仲良くなさって

共生社会とは認知症を持っている人も持っていない人もそれぞれの能力や役割を尊重しつつ、文字通り、ともに生きていくことであることを示しているように思います。認知症基本法の具体化はこれからが本番です。

共生社会を目指して

実はこうした取り組みは、認知症基本法ができる前からすでに各地で行われてきていました。東北地方でもいずみの杜《もり》診療所による認知症当事者主体の各種の取り組み、岩手県滝沢市のスーパーで週一回行われているスローショッピング（認知症を持っている人でも自分のペースで買い物ができる取り組み。「認知症とともに生きるまち大賞」第三回ニューウェーブ賞〔特別賞〕受賞〔二〇一九年度〕http://npwo.or.jp/tomoniikirumachi/）などがよく知られています。とはいえ多くが、当事者あるいは関連したクリニック、認知症疾患医療センターなどによる自主的な取り組みが主体となってつくられたものです。都道府県・市・町・村など自治体による本格的な取り組みや活動は、文字通りこれからです。

今、宮城県は共生社会を目指して認知症サポーターの人たちの力に広く依拠し、認知症を持っている人を地域から支えるチーム・オレンジという組織を草の根のように広く組織しようという方針を提起しています。しかし肝心のチームの活動方針やゴール、運営体制などが決まっていない自治体がほとんどです。

認知症サポーター制度とは、認知症を持っている高齢者などにやさしい地域づくりをするために、認知症に対する正しい知識と理解を持ち、地域で認知症を持っている人やその家族に対して、できる範囲で手助けをする市民（＝認知症サポーター）を広く養成することを目的としたものです。養成が開始されたのが二〇〇五年、それから今日まで一四六五万人以上の市民がサポーターになっています。先進的取り組みを行ってきた大牟田市などを例外に、これだけ大勢になったサポーターに対して、地域における活動の具体化と組織化は不十分なままになっていました。基本法が施行された現在、地域包括ケアの主たる担い手である医療・介護・地域の個人や団体に認知症サポーターを加え、当事者を中心にした支援の輪を広く、厚くしていくことが必要になっています。

坂総合クリニック宮城県認知症疾患医療センターの役割と今後

認知症疾患医療センターとは二〇〇八年度に「認知症疾患に関する鑑別診断や医療相談をおこなうほか、地域での認知症医療提供体制の構築を図る事業」の事業主体として制度化された施設です。坂総合クリニック宮城県認知症疾患医療センターは、宮城県塩釜地区と黒川地区の三市（塩竈《しおがま》市、多賀城《たがじょう》市、富谷《とみや》市）五町（利府《りふ》町、松島町、七ヶ浜《しちがはま》町、大郷《おおさと》町、大和《たいわ》町）一村（大衡《おおひら》村）、人口二八万人弱、高齢化率二七・五パーセントの地域を主な対象として、認知症を持っている人への支援の活動を、坂総合クリニックならびに坂総合病院のスタッフとともに担っています。当センターの担当地域は六五歳以上高齢者の五人に一人が認知症を持っているといわれていますので、この地域で推定される患者さんは一万五四〇〇人おられることとなります。

この地域の認知症医療の提供体制は、残念ながら必ずしも十分とは言えません。三市五町一村の地域事情はそれぞれですが、塩竈市や多賀城市のように市街化が広がり、また複数の病院があって比較的医療密度の高い地域、また富谷市や利府町、七ヶ浜町のように旧来の農地や山間部、漁港の間に新興のベッドタウンが広がっているところ、大郷町や大和町、大衡村のように農村部が広がって人口過疎地域となっている自治体、松島町のように観光の要衝がありながら一方で広く農地・山間部が広がっている町など様々であり、また病院がなく医院が一軒のみという深刻な医療過疎の自治体が、その中で二か所あります。認知症を持っている人をとりまく地域の状況はこのようにきわめて多様です。

今後はわれわれも認知症を持っている当事者、家族を含む支援者、さらには医療生協の班員さんや病院・クリニックの職員や友の会の会員さんたち、そして地域の様々な個人・団体の力を借りながら、診察室からもっと地域、社会にでて、共生社会づくりの一翼となっていきたいと考えています。

最後に若年性認知症の夫の傍で、亡くなるまでの一五年間、介護にあたられた女性が私たちクリニックのスタッフに語った言葉を紹介します。

「クリニックには一二年の長い間、お世話になりました。彼は若いころから音楽への関心と絶対音感を持っていました。認知症になり、言葉が不自由になりましたが、最後まで音楽を楽しみました。若いころはドラムを叩き、認知症になってからはイタリア民謡を歌うことを通じて皆様と通じ合い、そしてアルツハイマー世界大会で台湾にまで一緒に行き、そのステージで彼は歌いました。歌えなくなるとピアニカの演奏へ、さらに病気が進むと口笛で認知症の人と家族の会や当事者・家族による合唱団へ参加するようになりました。最後はそれもできなくなり、こちらの外来に来る時は診察室で私と一緒に短い時間、無言でダンスを踊るのが精一杯となりました。でも今、振り返ってみると彼が私をいろいろな所に連れて行ってくれた、認知症になったからこそ、連れて行ってくれたのです。感謝で一杯です。本当に楽しかった」。

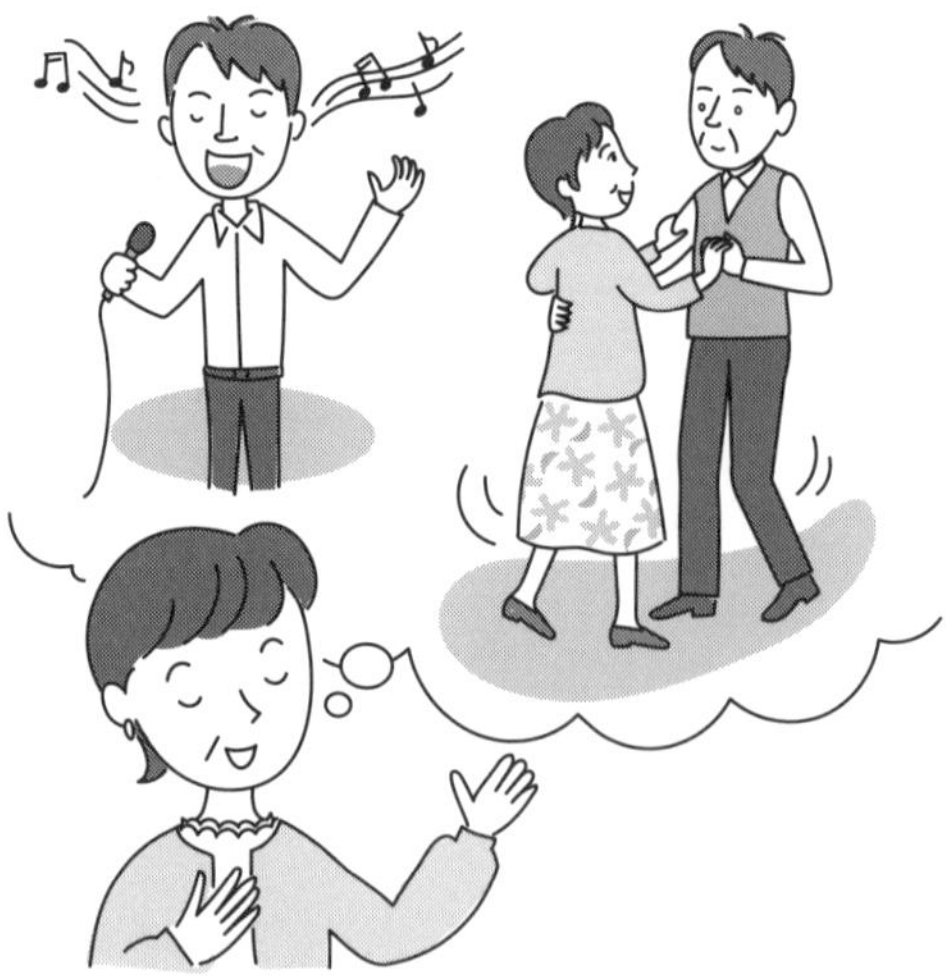

あとがき

私は二〇二四年三月に七三歳となりました。

私は大学を卒業して三年間の初期研修後、出身大学の脳神経外科医局に入局し、六年間脳神経外科を学んだあと、宮城民医連の病院に入職しました。入職後は主として脳卒中、良性の脳腫瘍の診断と治療を脳神経外科医として担当しました。その間の研究テーマの一つが「高次脳機能障害」（この本のテーマからすれば「認知障害」）でした。

テーマを決める契機になったのは二つのエピソードです。一つは右マヒと左マヒの患者さんでは慢性期の機能障害（とくに歩行に関する）の程度には違いがあり、前者の方がいい場合が多いということに気付いたことです。もう一つは良性の腫瘍を切除した高齢の患者さんが、その手術をきっかけに認知障害が改善し、ご自分の人生の重要な節目になった事柄に対して積年の思いを果たされたことを間近に見たことです。いずれも高次脳機能・認知機能が重要なカギを握っていたエピソードでした。こうした研究の結果、五一歳の時、最後の脳動脈瘤の手術を行ってからは認知障害・認知症を、医師としての専門領域とすべく、研鑽を積んで今日に至っています。

当初は脳神経外科医から認知症医への転換だったためか、「認知症を治療する」と意気込んでいたように思います。しかし二〇一一年三月、還暦を迎えた月に東日本大震災を経験、命を津波に奪われたり、また認知障害が進行する中で遠くに転居されたり、あるいは施設に入所されたりと、多くの認知症を持っている患者さんが、診察室にいる私の目の前からいなくなりました。その時、わたしは診察室の中だけでは認知症を見ていることにはならないことを痛感しました。

六五歳になった時にすべての役職から自由になり、また名実ともに高齢者の仲間入りを果たしました。薬の名前、スタッフや患者さんの名前を忘れることは日常のことになりました。複数のことを同時に考えることが困難になり、やり残しが増えてきました。視野が狭くなり、周囲への目配りや気配りが難しくなりました。こうして目の前の患者さんの悩みは自分自身の悩みでもあるようになってきました。認知症と加齢・老化の区別はどこにあるのか、あらためて考えさせられる日々を過ごしています。医師としての視点のみならず生活者としての視点からも認知症を考えていく必要に迫られてきているように感じます。

初めての本の執筆にあたり、素晴らしい文章を寄せてくれた坂総合病院看護師の阿部育実さん、同じく社会福祉士の吉田真理さんに感謝申し上げます。また多くの助言と励ましをいただいた新日本出版社の角田真己さんに御礼申し上げます。

二〇二四年七月

今田　隆一

今田隆一（こんだ・りゅういち）
公益財団法人宮城厚生協会・坂総合クリニック宮城県認知症疾患医療センター長。新日本医師協会（新医協）会長。宮城県保険医協会理事。日本脳神経外科学会認定専門医。

阿部育実（あべ・いくみ）
公益財団法人宮城厚生協会・坂総合病院認知症看護認定看護師。2007年日本看護協会認定看護師の資格取得。もの忘れ相談や病院に入院している患者さんへのケアについての相談や助言などを行っています。

吉田真理（よしだ・まり）
公益財団法人宮城厚生協会・坂総合病院医療相談課課長。社会福祉士。療養中の心理／社会／経済面などの相談や地域の保健／医療／福祉の連携に関する業務に従事。患者さんの思いや権利を守る視点、そして「患者さんと共に」という視点を大切にしています。

イラスト　井上ひいろ

認知症《にんちしょう》が気《き》になるあなたへ——診察室《しんさつしつ》から見《み》たその備《そな》え

2024年11月25日　初　版

著　者　今　田　隆　一
阿　部　育　実
吉　田　真　理
発行者　角　田　真　己

郵便番号　151-0051　東京都渋谷区千駄ヶ谷 4-25-6
発行所　株式会社　新日本出版社
電話　03(3423)8402（営業）
03(3423)9323（編集）
info@shinnihon-net.co.jp
www.shinnihon-net.co.jp
振替番号　00130-0-13681
印刷　亨有堂印刷所　　製本　小泉製本

落丁・乱丁がありましたらおとりかえいたします。

ISBM978-4-406-06816-1　C0036　Printed in Japan